Guide de santé exponentielle

Bases épigénétiques pour maintenir une bonne vitalité

Introduction	**- 5 -**
Quelques notions	**- 7 -**
Les clés de votre santé : agir pour se régénérer et s'entretenir	**- 13 -**
Chapitre 1 - L'alimentation	**- 15 -**
I / Comme Hippocrate le disait : que l'aliment soit ton premier médicament	- 15 -
II / Longévité, alimentation et régime méditerranéen	- 16 -
III / Les bioactifs : un outil biologique puissant pour une meilleure santé	- 18 -
IV / Comment l'alimentation influence les gènes et leur fonctionnement	- 20 -
V / S'observer et reprendre le pouvoir	- 22 -
VI / Les nutriments et les aliments qui les contiennent pour un bon cycle de méthylation	- 26 -
VII / Comment réduire naturellement la résistance à l'insuline	- 28 -
VIII / Au sujet de la graisse abdominale	- 31 -
IX / La relation entre la résistance à l'insuline et les toxiques	- 32 -
X / Les recettes du guide de santé exponentielle	- 36 -
XI / Votre routine de nettoyage interne	- 60 -
Chapitre 2 - Le sommeil	**- 63 -**
Chapitre 3 - L'exercice physique	**- 65 -**
Chapitre 4 - La gestion du stress	**- 69 -**
Chapitre 5 - L'environnement	**- 73 -**
I / L'air - le soleil - la lumière	- 73 -
II / Social – toxiques / polluants / cosmétiques / tabagisme	- 74 -
III / La détoxication des substances chimiques dans les produits toxiques et de nettoyage pour le corps et le logement	- 76 -
IV / Prenez un bain de soleil pour accélérer le métabolisme	- 77 -
V / Le bisphénol A (BPA)	- 77 -
Chapitre 6 - Votre routine de santé globale : ce qu'il convient de faire	**- 79 -**
Conclusion	**- 83 -**
Remerciements	**- 85 -**
Les auteurs	**- 87 -**
Bibliographie	**- 89 -**
Sitographie	**- 91 -**

Ce guide est une synthèse pratique de nos connaissances, expériences et conseils utilisés lors de nos consultations. Notre pratique, lors de celles-ci, se veut totalement individualisée. Nous nous attachons à comprendre « la cause de la cause » afin d'améliorer la santé physique, mais également émotionnelle de nos patients. Cependant, au fil de nos expériences, nous avons pu dégager un ensemble de règles d'hygiène de vie efficaces pour améliorer et optimiser la vitalité de la plupart d'entre nous. Ces règles sont à la fois basées sur des connaissances de santé naturelle issues de la tradition des médecines dites de terrain, mais aussi sur les dernières recherches scientifiques en matière d'épigénétique et de leur application en alimentation, la nutrigénomique.

Un changement de mode de vie significatif s'est produit au cours des deux derniers siècles avec l'industrialisation, l'urbanisation rapide, le développement économique et la globalisation des marchés. Des changements dans les apports alimentaires associés à un mode de vie plus sédentaire ont élevé le risque de maladies chroniques non transmissibles, telles que l'obésité, le diabète de type 2, les maladies cardiovasculaires et divers cancers. L'alimentation est un des facteurs environnementaux clé particulièrement impliqués dans la pathogénèse et la progression de la plupart de ces maladies. Ensemble avec l'inactivité physique, les excès d'alcool et le tabagisme, ainsi que les contaminants chimiques et les nombreux perturbateurs endocriniens, ces cinq facteurs environnementaux clés causent des changements métaboliques et physiologiques, comme le surpoids et l'obésité, la résistance à l'insuline, le diabète T2, l'hypertension, la dyslipidémie menant à l'athérosclérose et aux défaillances cardiovasculaires et au syndrome métabolique, des malformations congénitales, des troubles de la reproduction et des maladies neurodégénératives comme Alzheimer, Parkinson ou d'autres troubles neurocomportementaux. Cependant, ce n'est pas un composant alimentaire unique, mais l'interaction entre nombre d'entre eux et la qualité globale du régime alimentaire et de l'hygiène de vie qui sont responsables du risque élevé de ces maladies.

Nos conseils sont adaptés à une vie active ou non, connectés à la société moderne dont on peut difficilement s'extraire, afin de jouir pleinement et le plus longtemps possible de la vie, en bonne santé. Vous devez savoir que vous avez la responsabilité, et la chance de pouvoir agir sur votre santé.

« Aller sur la lune, ce n'est pas si loin. Le voyage le plus lointain, c'est à l'intérieur de soi-même. »

Anaïs Nin

Quelques notions

Les cinq piliers

Ces cinq piliers sont les points de progrès ou d'amélioration que nous allons développer ici. C'est souvent lorsqu'une fragilité ou une dégradation s'opère sur l'un des piliers de notre santé que des troubles divers et variés vont se développer, s'exprimer plus ou moins bruyamment et dégrader notre vitalité.

Quels sont-ils : l'alimentation, l'exercice physique, le sommeil, la gestion du stress, l'environnement.

Pour des raisons de clarté, nous allons les étudier de manière distincte, mais dans la réalité, tous ces piliers s'inter-influencent, car nous ne sommes ni de purs esprits, ni seulement un corps physique, et nous sommes également connectés à notre environnement social et matériel. Ce qui signifie que lorsque je me sens mal sur le plan émotionnel, cela peut dégrader mon sommeil, m'amener à choisir des aliments mauvais pour ma santé, voire me laisser aller dans le canapé plutôt qu'aller marcher et m'aérer, des douleurs vont se réveiller. Inversement, lorsque je me sens en harmonie avec mon environnement, ma famille, mes amis, mes collègues, je peux avoir envie de sortir, bouger, m'aérer, rire, je vais mieux digérer et bien dormir.

La notion de terrain

L'approche globale, ou holistique de la santé, consiste à observer l'ensemble d'une personne, plutôt que s'attacher seulement à combattre un microbe ou un symptôme. Nous nous intéressons généralement à la constitution, au tempérament et au caractère. Cette approche que l'on retrouve dans les médecines traditionnelles ancestrales, comme la médecine chinoise, l'Ayurvéda, la naturopathie, et même l'homéopathie, est antérieure aux notions d'épigénétique. C'est en 1942 que le généticien anglais, Conrad Waddington, a utilisé pour la première fois le terme d'épigénétique dans ses recherches sur le rôle des gènes dans le développement. Il nous a semblé pertinent de rapprocher ces notions traditionnelles des approches scientifiques qui démontrent la manière dont les gènes hérités de nos parents sont contrôlés et comment ils interagissent avec notre environnement.

Le tempérament désigne à la fois les points forts et les points faibles d'un organisme, son fonctionnement. L'hygiène de vie, saine ou non, les épreuves et accidents divers, auront une influence plus ou moins grande pour dégrader ou améliorer le terrain, notre capital héréditaire, et donc notre qualité de vie. C'est ici que nous inscrivons la notion d'épigénétique.

Le caractère désigne ce qui est lié à notre psychisme, conscient et inconscient. Les composants du caractère concernent les deux hémisphères cérébraux, avec leurs spécialités : les facultés d'attention, de concentration, d'analyse, de réflexion, de décision essentiellement pour le gauche, et la sensibilité, la créativité, l'émotivité, liées à l'hémisphère droit qu'on qualifiera de plus affectif et passionné.

Le tempérament et le caractère sont donc teintés d'inné et d'acquis, et c'est ainsi que l'on peut raisonner dans le but de maintenir son capital ou de l'améliorer vers un équilibre optimal, en s'appuyant sur tous les moyens à notre disposition, y compris la force vitale constitutive de la personne.

Comment l'épigénétique nous influence, et réciproquement

Selon Wikipedia, l'épigénétique est « la discipline de la biologie qui étudie la nature des mécanismes modifiant de manière réversible, transmissible (lors des divisions cellulaires) et adaptative l'expression des gènes sans en changer la séquence nucléotidique (ADN). » C'est une science en pleine évolution, dont les applications en médecine sont appelées à se développer dans les décennies à venir. Pour simplifier, c'est la science qui permet d'expliquer qu'au cours de l'évolution des espèces à travers le temps, certains traits ont pu être acquis, et transmis aux générations suivantes, pour tout ou partie d'une population. Parfois, ces traits peuvent être perdus sur les générations suivantes. La raison de ces « activations » ou « désactivations » de certains gènes est liée aux facteurs environnementaux (dont l'alimentation, le stress, la sédentarité, le tabagisme, les pollutions). Les études portant sur la manière dont les facteurs environnementaux interagissent avec nos gènes afin de commander des processus biologiques, qui font que notre corps et nos cellules fonctionnent ou dysfonctionnent, permettent de valider les orientations que nous vous proposons dans ce guide. D'une certaine manière, l'épigénétique, ainsi que les neurosciences, ont révolutionné les connaissances scientifiques en validant des usages et techniques jusque-là qualifiés parfois de traditionnels, dans des domaines aussi variés que les plantes comestibles ou médicinales, l'exercice physique ou la méditation de pleine conscience et la pensée positive.

Pour comprendre et adopter le programme de santé exponentielle, il est nécessaire d'avoir une vue scientifique simplifiée des mécanismes qui gèrent le métabolisme de nos cellules. Nous vous présentons en quelques chapitres abordables l'essentiel du métabolisme cellulaire de notre corps.

ADN, ARN, et l'expression des gènes

Le corps humain est fait de milliards de cellules comportant chacune un noyau dans lequel est enfermé notre information génétique, qui se trouve sur les chromosomes.

Les chromosomes sont constitués d'ADN qui porte les gènes. Nos gènes indiquent à chaque cellule son rôle dans l'organisme. C'est sur ordre des gènes que les cellules synthétisent les protéines, qui possèdent chacune une fonction bien définie dans notre corps, fonction d'organisation, fonction de métabolisme et construction, et constitution des organes (par exemple les yeux, la peau, les muscles, le sang).

Une anomalie génétique (par exemple une erreur de fabrication de protéine) va donner une mutation et perturber la fabrication de protéine qui ne joue plus son rôle.

C'est la maladie génétique. D'autres fois, la perturbation de la fabrication de protéine va passer inaperçue et ne s'exprimer qu'en fonction de l'environnement. On dit alors que l'expression des gènes sera différente de la normale, en partie à cause de l'environnement : c'est l'épigénétique. L'expression d'un gène est un ensemble de processus de fabrication de protéines qui utilise le code héréditaire de ce gène. C'est la transcription : ce mécanisme dépend d'un segment d'ADN appelé l'ARN messager qui transporte l'information recueillie dans le noyau cellulaire vers le cytoplasme (substance intérieure de la cellule).

La protéine ainsi fabriquée va servir au fonctionnement de l'organisme et à la reproduction de nos cellules pour grandir, régénérer nos tissus (ongles, cheveux).

La reproduction de nos cellules se fait par la mitose. Chaque cellule amenée à se reproduire va se diviser en deux cellules identiques. La deuxième, dont dépend cette division, est appelée cellule fille. Elle contient le même code initial génétique que sa cellule mère, mais si l'ADN est altéré, la cellule fille sera impactée de la même façon et de la même altération. Elle engendrera donc à son tour, pour sa propre division, une modification du code et de la fonction. Ce qui nous amène au vieillissement ou à la maladie.

Si c'est l'ARN messager qui est altéré, l'action se propage lors de la fabrication des protéines. Cet ensemble précis et complexe de multiplication cellulaire et de fabrication de protéines est la base de l'équilibre général.

Par l'action globale sur la cellule, son métabolisme, et la reproduction, « le guide de santé exponentielle » agit directement sur cet équilibre.

Dans cet équilibre, une activité tout aussi importante que la division cellulaire et la fabrication des protéines est la méthylation.

La méthylation est un des grands cycles métaboliques vitaux qui se produit en permanence dans l'organisme. Biochimiquement, il s'agit de la transmission d'un groupe méthyle CH_3 d'une molécule à une autre. Ce procédé, apparemment simple, permet d'assurer une multitude de fonctions dans le corps humain, de produire et réguler les neurotransmetteurs et les hormones de détoxication, mais a surtout une action sur l'expression de certains de nos gènes.

La méthylation est donc indispensable à l'entretien, la réparation et la fabrication de nos cellules (mères-filles). Tout défaut de méthylation entraînera une pathologie plus ou moins grave. Son interdépendance à l'environnement en fait un disque dur de programmation.

La nutrition, le mouvement, le sommeil, la gestion du stress et l'environnement sont les cinq piliers-clés du programme de médecine exponentielle destiné à maintenir un équilibre favorable au maintien d'une bonne santé.

L'action sur la sénescence cellulaire et la reprogrammation épigénétique, permettant la réparation de certaines maladies et du vieillissement, découle de cette activité de méthylation.

Les télomères

Les télomères sont des capuchons à la base des chromosomes qui les protègent à chaque division cellulaire. Mais, à chaque division, les télomères raccourcissent. Lorsqu'ils sont trop courts, la cellule devient sénescente. Et l'accumulation de cellules sénescentes contribue au vieillissement. (*Cf. « L'effet Télomère », Dr Elizabeth Blackburn, prix Nobel de Médecine, et Dr Elissa Epel*). Toutefois, un système enzymatique de protection qui permettrait la prolongation de la vie des télomères existe : c'est la télomérase.

L'oxydation

L'oxydation est une réaction chimique avec une molécule d'oxygène. De très nombreuses oxydations se produisent dans l'organisme pour fournir de l'énergie aux cellules, c'est ce qu'on appelle le stress oxydatif. Le stress oxydatif (une trop grande oxydation) produit des radicaux libres délétères pour l'organisme, que les anti-antioxydants (vitamines, oligo-éléments) peuvent neutraliser dans une réaction d'oxydation qui les rend alors inoffensifs. Un déficit chronique en anti-oxydants provoque un stress oxydatif responsable de certaines maladies cardiovasculaires et neurodégénératives.

L'inflammation

L'inflammation chronique, aiguë ou de bas grade entraînera une perturbation du système global métabolique. L'inflammation aiguë est une réaction du système immunitaire face à une agression externe ou interne caractérisée sur l'organe par une réaction de rougeur, chaleur, douleur et gonflement. L'inflammation chronique est caractérisée par la persistance anormale de l'inflammation. L'inflammation de bas grade ne présente plus les signes cliniques de l'inflammation aiguë mais nécessite une prise en charge plus globale.

Dans certains cas, on retrouvera un déséquilibre immunitaire par agression prolongée.

Les mécanismes complexes de la vie cellulaire

Le rôle des gènes est de produire les acides aminés, qui sont les briques de construction de nos protéines et de notre corps.

Certaines protéines deviennent par exemple des muscles, d'autres des hormones, des enzymes ou des os. Les protéines construisent, régulent, et maintiennent le corps humain. Elles sont fondamentales pour la vie.

Les gènes sont faits d'ADN, unique pour chaque personne, avec ses séquences de code chimique à base des quatre protéines appelées nucléotides : l'adénine (A), guanine (G), cytosine (C), et thymine (T). L'ordre des AGCT détermine quelles protéines sont produites et comment. Nous pouvons comparer ce processus au codage des ordinateurs et aux erreurs de codes. L'équivalent pour l'ADN des bits binaires de code informatique est appelé le codon. Un codon consiste en trois nucléotides, ou briques de construction. Le corps humain peut choisir à partir de quatre nucléotides - cytosine (C), thymine (T), adénine (A), ou guanine (G) - pour construire un codon, avec toutes les combinaisons possibles de ces nucléotides. Un codon fournit les instructions, "code", pour produire un acide aminé. Des acides aminés enchaînés ensemble, comme un collier de perles, forment une protéine.

Si un nucléotide est déplacé ou transposé dans la recette, cela change le type d'acide aminé produit. Le corps enchaînera toujours les acides aminés entre eux pour faire une protéine, mais la recette de la protéine sera altérée. La plupart du temps, une protéine avec une altération peut encore jouer son rôle dans l'organisme.

En tant qu'humains, nos gènes sont à 99,9% identiques. Le secret de nos différences repose sur de petites variations de recettes des protéines pour environ 0,1%.

Quand les gènes ne fonctionnent pas correctement

Notre individualité s'exprime non seulement par nos gènes, mais aussi par des variants de certains d'entre eux appelés Polymorphismes de Nucléotide Simple ou SNP (prononcé SNIPS, *Single Nucleotide Polymorphism*).

Ces gènes variants, parfois aussi appelés « gènes poubelles », sont des sous-produits courants du travail de notre ADN. Il y a environ dix millions de SNP apparaissant parmi les trois milliards de gènes du génome humain. Nous avons tous un canevas de SNP différent. Le gène variant ne détermine pas d'une bonne ou d'une mauvaise santé. En revanche, c'est l'ensemble des gènes variants (SNP) et la façon dont ils sont interreliés entre eux qui peuvent influer positivement ou négativement sur la santé.

En utilisant l'information génomique de l'individu, nous pouvons appliquer un style de vie, une nutrition, une supplémentation et des recommandations d'exercice pour influencer le comportement de ces gènes.

Comme un panneau indicateur, il fournit une certaine orientation quant à l'endroit où nous pourrions chercher des solutions.

À préciser qu'il n'est pas indispensable d'avoir une analyse génétique pour un certain nombre de gènes clés, dont on peut assez rapidement déterminer s'ils sont porteurs d'un variant (SNP) ou, tout au moins, s'ils fonctionnent comme un « gène poubelle », c'est-à-dire avec des variations proches d'un SNP.

En fonction de nos évaluations, nous pouvons créer un programme efficace en utilisant la nourriture, l'exercice, la modification du mode de vie, les médicaments (parfois), et des modalités de traitement complémentaires comme le massage ou d'autres soins naturels pour influencer directement le comportement des gènes, ou pour créer des solutions de contournement lorsque les gènes fonctionnent de manière inappropriée avec une bonne santé.

Un concept fondamental, c'est que l'être humain est « construit » avec un ensemble de gènes qui sont préprogrammés pour utiliser les aliments comme première source d'information. Le rôle joué par chaque gène dans la santé humaine est fondamentalement le même pour chacun d'entre nous. Ainsi, si nous savons comment certains gènes fonctionnent dans le corps et de quelle nourriture ils ont besoin pour fonctionner, nous pouvons créer une boîte à outils d'ingrédients pour soutenir ces gènes et leurs fonctions. En tant qu'humains, nous ne nous distinguons pas par les aliments, mais par la quantité de nutriments spécifiques dont nous avons besoin à partir de l'alimentation. Alors que la science génomique fournit des informations scientifiques parfois très détaillées sur l'influence de certaines variations génétiques sur le fonctionnement de nos gènes et notre santé, les grands principes que nous partageons dans ce guide peuvent être appliqués et les ingrédients achetés et préparés sans jamais avoir investigué avec des analyses génétiques.

Les clés de votre santé
Agir pour se régénérer et s'entretenir

Chapitre 1
L'alimentation

I
Comme Hippocrate le disait :
que l'aliment soit ton premier médicament.

L'alimentation est composée de groupes d'aliments qui fournissent collectivement au corps humain ses besoins nutritionnels de macro et micronutriments. En plus de ces nutriments, les aliments contiennent aussi des centaines de composants bioactifs qui ont un effet sur le métabolisme, mais leurs fonctions sur la santé humaine sont plus ou moins connues. Les principaux groupes d'aliments dans notre régime alimentaire sont les céréales et les produits céréaliers, les fruits et les légumes, le lait et les produits laitiers, la viande, le poisson et les fruits de mer, et enfin les graisses et les huiles. Ce qui rend difficile l'étude du rôle de nutriments uniques ou de groupes d'aliments sur la santé humaine sont les effets relativement faibles de chaque aliment ou nutriment isolé. C'est la qualité globale du régime alimentaire et l'interaction entre les différents groupes d'aliments et de nutriments, et non un composant alimentaire individuel qui joue un rôle sur la santé humaine.

La médecine génomique offre une nouvelle approche de la personnalisation des soins de santé, qui utilise votre schéma génétique unique comme puissant aperçu de la façon dont vos gènes réagissent aux nutriments, à l'exercice, aux facteurs de stress de la vie, aux polluants environnementaux et aux médicaments.

La nutrigénomique, qui examine la nutrition à travers le prisme des gènes et la façon dont ils sont affectés par ce que vous mangez et la façon dont vous le mangez, est une ramification intéressante et relativement jeune de l'étude plus vaste de la génétique.

Ce champ explore comment certaines classes de substances présentes dans notre alimentation peuvent affecter la façon dont les gènes s'expriment au niveau moléculaire pour avoir un effet positif ou négatif sur notre santé, notre comportement, et même nos émotions.

La cuisine génomique explore ce monde dynamique en vous aidant à établir des liens clairs et profonds entre la nourriture que vous consommez et son influence sur les gènes impactant votre santé et votre longévité. Ce n'est pas un livre de cuisine, mais vous découvrirez de nouveaux concepts liés à ce qu'il faut manger et comment cuisiner. Ce n'est pas un texte scientifique, mais vous apprendrez les concepts de base qui expliquent la relation entre les gènes et la nutrition. Les principes que vous allez apprendre dans la cuisine génomique s'appliquent à tous les gènes que chacun de nous possède.

Ce guide vous permettra de choisir, préparer et manger des aliments qui se rapportent à vos gènes, en associant la science alimentaire (comment les aliments réagissent aux techniques de culture, de stockage et de cuisson) et les arts culinaires. Ce sont des clés sur la façon dont les aliments interagissent avec des gènes spécifiques et sur la façon dont ils sont les plus efficaces (cuits ou crus, par exemple). Les arts culinaires correspondent à la connaissance des ingrédients, les techniques de préparation et de cuisson pour mettre de la nourriture dans l'assiette de façon à maximiser l'information qu'elle fournit au génome de l'individu.

II
Longévité, alimentation et régime méditerranéen

Dans le monde, des zones géographiques, dites Zones Bleues, sont associées à un grand nombre de centenaires : le Costa-Rica, Okinawa, Loma Linda en Californie, la Sardaigne et l'île grecque d'Icarie. Ces zones ont donné lieu à de nombreuses recherches explorant la relation entre longévité et alimentation.

La nutrigénétique est la science qui étudie la façon dont les différences individuelles dans nos gènes peuvent, à leur tour, affecter la façon dont nous absorbons et utilisons les aliments et les nutriments qu'ils contiennent. Génétiquement parlant, la manière dont le corps traite la glycémie, utilise les graisses ou gère la tension artérielle peut faire la différence entre avoir une crise cardiaque à 50 ans ou vivre jusqu'à 110 ans. Pourrait-on dire que les centenaires sont génétiquement bénis ? En réalité, les études ont montré qu'il n'y aurait pas une empreinte génétique commune à tous les centenaires, pas de jeu parfait de gènes qui suggérerait que l'on pourrait vivre centenaire ou plus.

Deux questions fréquentes ont donné lieu à de nombreuses recherches : comment le régime méditerranéen interagit avec le génome, et cette interaction pourrait-elle expliquer la faible incidence de pathologies cardiovasculaires dans cette région ?

Une des études les plus connues est l'étude « Predimed » qui a évalué, via un essai randomisé sur une durée médiane de 4,8 ans, les effets du régime méditerranéen sur la survenue des maladies cardiovasculaires chez des personnes à haut risque, c'est-à-dire présentant soit un diabète de type 2, soit au moins deux facteurs de risques importants (hypertension, tabac, cholestérol LDL élevé ou HDL faible, surpoids, antécédents familiaux d'accident cardiovasculaire). Les deux groupes qui suivaient un régime de type méditerranéen ont vu leur risque significativement réduit de 30 % environ par rapport au groupe témoin (pour les AVC, infarctus et décès en résultant).

Une autre étude a analysé les apports d'aliments riches en polyphénols et la corrélation avec un faible niveau d'inflammation ainsi qu'un risque réduit des troubles cardiovasculaires chez les individus à risque élevé de pathologies cardiovasculaires. Deux des marqueurs d'inflammation sont reliés au gène Nf-kB.

Une autre étude examinait la relation entre le régime méditerranéen et le cancer. Dans cette étude, les chercheurs ont ré-examiné les résultats de vingt-huit essais, analysant un total de 570 262 individus, et ont conclu que le régime méditerranéen est « associé avec une réduction des taux globaux de cancer ainsi que des taux significativement plus faibles de cancers du tube digestif ». Une autre étude publiée en mai 2018, évaluait la qualité de l'alimentation et les conclusions d'études sur la santé de 6 572 hommes et femmes méditerranéens avec une moyenne d'âge de 65 ans, qui consommaient régulièrement des produits laitiers fermentés comme le yaourt et le fromage, des produits souvent critiqués pour leurs graisses, mais pour autant associés à un intestin en bonne santé. Les chercheurs ont trouvé que l'inclusion de ces aliments était corrélée positivement avec une meilleure qualité globale de l'alimentation sur cette cohorte, avec plus de fruits, de légumes et de noix, et moins de consommation d'alcool et d'hydrates de carbones raffinés (sucres). Ils ont également rapporté un plus haut niveau d'HDL et une plus faible incidence d'hypertriglycéridémie parmi ces gens consomment des aliments fermentés.

Le régime méditerranéen représente la norme par excellence de la médecine préventive, probablement à cause de la combinaison harmonieuse de nombreux éléments avec des propriétés antioxydantes et anti-inflammatoires, qui sont contenus dans n'importe quel élément nutritif ou alimentaire. L'ensemble paraît plus important que la somme de ses parties. Il s'agit donc **de qualité et de diversité**, pas seulement d'huile d'olive et de fruits de mer.

Au-delà de la nourriture, les études sur les zones bleues montrent que vivre avec un faible niveau de stress, être naturellement actif, se sentir membre d'une communauté solidaire et se connecter à une spiritualité ou une religion est tout aussi important pour vivre longtemps et en bonne santé. Le style de vie que l'on donne à ses gènes est donc aussi important que la nourriture qu'on leur donne en carburant.

Ces mécanismes complexes de la vie cellulaire sont sous l'influence directe du mode de vie que l'on observe. Une bonne nouvelle, c'est que nous sommes libres de vivre ou non en bonne santé le plus longtemps possible, en prenant conscience que chacun des cinq piliers définis dans ce programme nous apporte une solution pour bien vivre et bien vieillir.

III
Les bioactifs : un outil biologique puissant pour une meilleure santé

Les bioactifs sont des composants alimentaires non nutritifs concentrés dans des aliments précis. Ils influencent directement le comportement des gènes et la façon dont ils font leur travail. Ils ne sont pas comme des vitamines ou des minéraux et ils n'ont pas de valeur calorique. Par rapport au comportement génétique, les bioactifs fonctionnent comme un interrupteur qui, lorsqu'il est activé, déclenche une série d'étapes biochimiques, semblables à une série de dominos. Le résultat final de cette cascade est l'activation (et parfois la désactivation) de certains gènes. Nos gènes produisent des protéines spécifiques dont le travail est essentiel au fonctionnement interne de notre corps.

De nombreux problèmes de santé sont liés aux conséquences du stress oxydatif et de l'inflammation sur les maladies chroniques.

Deux substances au rôle déterminant dans l'activation de la réponse inflammatoire sont les Nf-kB et les TNF-alpha. Alors que les deux agissent comme des gènes maîtres (essentiels), le Nf-kB est en réalité un facteur de transcription, une sorte de gène auxiliaire de secours, qui active les premières étapes de l'expression du gène. On peut prendre l'image du démarrage d'une voiture en tournant la clé : cette action allume les cylindres de la voiture pour donner de la puissance au moteur. Un facteur de transcription incite les gènes à se mettre au travail ou, dans certains cas, à se retirer pendant un certain temps. Des recherches de nutrigénomique montrent que certains bioactifs peuvent en fait désactiver ou réduire le processus d'inflammation biochimique. Une des manières de gérer l'inflammation dans le corps est d'inclure des bioactifs spécifiques dans l'alimentation. On dit qu'ils peuvent influencer l'expression et le comportement des gènes pour produire les protéines dont nous avons besoin. Une fois que ces protéines sont produites, les vitamines et les minéraux soutiennent leurs fonctions dans le corps, en renforçant ou multipliant leur effet.

Si les bioactifs sont essentiels à la relation gène-aliment, les protéines sont inopérantes sans les cofacteurs que sont les nutriments, les vitamines et les minéraux.

Bioactifs qui peuvent interférer avec l'action du Nf-kB (entre parenthèses des exemples, non exhaustifs, de plantes qui contiennent la molécule) :

. apigénine (persil, romarin) ;
. lutéoline (poivron vert, thym) ;
. acide caféique (sauge, cannelle) ;
. capsaïcine (piment) ;
. chrysine (passiflore) ;
. curcumine (curcuma) ;
. cinnamaldéhyde (cannelle) ;
. acide ellagique (châtaigne, framboise) ;
. épigallocatéchine gallate (thé vert) ;
. génistéine (soja, fèves) ;

- gingérol (gingembre) ;
- quercétine (oignon, baies) ;
- resvératrol (raisin, cacahuète) ;
- silymarine (chardon-Marie) ;
- sulforaphane (brocolis, choux).

Nombre de ces substances bioactives sont contenues dans les aliments consommés dans le régime méditerranéen, comme si les habitants prenaient un anti-inflammatoire naturel en mangeant.

Un exemple de ces molécules est la quercétine, que l'on trouve dans les légumes sauvages et les aromates couramment utilisés dans la cuisine grecque. La quercétine est un bioactif dont on a montré, grâce à la recherche génomique, qu'elle désactive des gènes pro-inflammatoires. On trouve aussi la quercétine en grande concentration dans la famille des alliacées (oignon, ail, poireaux et échalotes), ainsi que dans les câpres, la livèche, les baies de genièvre, les radis, les fanes de radis et les baies de sureau.

Un chercheur français, le Dr Eric Sérée, a également démontré l'intérêt du resvératrol dans différentes applications anti-âge. Ce dernier est un antioxydant beaucoup plus efficace que la quercétine ou l'alpha-tocophérol. Il éteint les trois moteurs principaux de l'inflammation et allume les moteurs de la réponse anti-inflammatoire, d'où son intérêt dans la prévention cardiovasculaire et cardiométabolique. Les travaux de recherche montrent que le resvératrol prévient les troubles métaboliques comme le diabète de type 2 en normalisant la qualité de la flore intestinale. On le trouve essentiellement dans les cacahuètes, dans la peau du raisin noir et dans les pignons de pin. Il est recommandé d'en avoir un apport via un complément alimentaire à forte biodisponibilité pour en tirer les meilleurs bénéfices, tout en évitant les formes liposomales qui, selon la taille des particules, peuvent avoir une activité pro-inflammatoire.

Ce même chercheur a publié récemment des travaux sur l'effet du resvératrol biodisponible sur le vieillissement cérébral. Il démontre, in vivo et en comparant avec un placebo, qu'une prise de resvératrol sur le long terme améliore les performances cognitives, la mémoire, le flux sanguin cérébral et inhibe les moteurs de l'inflammation de ce tissu (à l'origine d'une dégénérescence).

Avec les ennemis de la longévité en bonne santé (prise de poids, diabète, maladies cardiaques, maladies chroniques de toutes sortes), tout commence par l'inflammation et le stress oxydatif. Afin d'influer sur l'équilibre sain de nos cellules, nous devons envisager une alimentation appropriée tout au long de la vie.

IV
Comment l'alimentation influence les gènes et leur fonctionnement

Cuisiner avec des aliments qui influencent vos gènes

Le principe de la génomique culinaire est simple : utiliser des ingrédients très spécifiques préparés d'une certaine manière pour influencer vos gènes et optimiser votre santé. La préparation en cuisine est le pont entre l'alimentation et la science de la nutrition. La cuisine est l'espace où vous avez la plus grande influence sur la relation essentielle gène-aliment. En sélectionnant des ingrédients spécifiques et en faisant attention à la manière de les préparer, vous débutez une relation saine avec l'alimentation qui affectera positivement votre santé pour le restant de votre vie, et tout cela sans aucune référence à un régime alimentaire.

Cuisiner avec des aliments qui parlent à vos gènes

Les tomates crues sont une grande source de vitamine C ; cuites, elles sont une source importante de lycopène. Donc, que vous mangiez les tomates crues ou cuites, elles sont nutritionnellement bénéfiques. Mais en génomique culinaire, nous ajoutons une couche supplémentaire de réflexion : comment préparer les aliments de manière à mieux influencer nos gènes ? Cela finit par déterminer si le lycopène de la tomate a plus d'influence sur nos gènes quand elle a été cuite, ou lentement déshydratée par un séchage au soleil, plutôt que mangée crue. La raison repose sur les isomères. Un isomère est un composé (molécule) qui a une formule chimique identique, mais existe en différentes versions. Dans les tomates, il y a deux formes d'isomères : cis et trans. La forme cis, que l'on trouve dans les tomates cuites, est associée à l'activité nutrigénomique (qui influence nos gènes). La forme trans ne le peut pas.

Le lycopène des tomates cuites peut s'adresser au facteur de transcription Nrf2.

Si vous n'aimez pas les tomates cuites, il y a d'autres sources de lycopène, comme la pastèque.

La boîte à outils des ingrédients de la cuisine génomique

Il n'y a pas une catégorie d'aliment plus importante qu'une autre en génomique : c'est l'harmonie d'ensemble qui fonctionne. Les chapitres suivants explorent le fonctionnement de chaque catégorie d'ingrédients en relation avec la santé, et les manières simples d'acheter, de cuisiner et de manger ces ingrédients.

Influence du microbiote intestinal

Votre microbiote intestinal est le principal conducteur de votre santé et de votre bien-être. Votre tube digestif abrite plusieurs milliards de bactéries, de virus et de champignons non pathogènes, ce qui est bien supérieur au nombre de nos cellules constituantes. Ces micro-organismes sont des acteurs de la santé pour leur fonction directe sur :

. la digestion ;
. le développement des défenses immunitaires ;
. la fabrication des vitamines K et B ;

. le système hormonal ;

. le métabolisme énergétique.

Les fonctions biologiques contrôlées par la flore intestinale sont en relation avec l'efficacité et l'équilibre métabolique de cette flore. Toute perturbation par agression externe, notamment dans l'alimentation, les médicaments ou autres substances toxiques, va entraîner une inflammation chronique ou de bas grade, responsable à la longue de maladies telles que le diabète ou l'obésité, des déséquilibres neurovégétatifs et cardiovasculaires.

Le microbiote intestinal est un acteur important de l'homéostasie (équilibre général) :
. une flore de qualité assure la bonne rentabilité énergétique des aliments ;
. il contrôle l'expression des acides gras et leur stockage adipocytaire ;
. une altération de la flore déclenche un système inflammatoire chronique qui va altérer l'expression des gènes.

Tout est lié et toute altération délétère du mode de vie entraîne un déséquilibre, d'abord métabolique, puis cellulaire et enfin sur l'expression génétique (voir les travaux du Dr. Dean Ornish, fondateur de la "Preventive Medicine Research Institute" de Sausalito).

Comme la plupart des aliments cuits, conservés et irradiés viennent de sols de pauvre qualité et ne sont pas cultivés pour soutenir votre microbiote, il sera toujours recommandé de manger des aliments biologiques, cultivés localement et / ou fermentés. Ne lésinez pas sur la qualité. Vous sentirez la différence au goût et vous vous sentirez mieux dans votre corps et dans votre esprit.

Nous sommes littéralement construits à partir des choses que nous mangeons, buvons et respirons. Nous pouvons contrôler complètement ce que nous mangeons et buvons. Manger des aliments de qualité élimine les interférences dans notre corps et envoie des signaux qui activent et désactivent l'expression des gènes, de la manière la plus appropriée à notre constitution individuelle. La qualité se réfère non seulement au goût et à l'éviction des substances chimiques, mais aussi à la nature des informations transportées : si les aliments sont produits à partir de graines OGM, arrosés avec des substances agrochimiques, élevés dans des fermes usines ou de manière synthétique, provenant d'un sol amendé avec des déchets animaux, et ensuite transformés et irradiés, l'information biologique qu'ils contiennent sera dégradée et incomplète et enverra des messages nocifs pour vos cellules, interférant avec votre énergie vitale et l'expression optimale de votre génome.

V
S'observer et reprendre le pouvoir

L'une des premières étapes vers une meilleure alimentation, c'est la distinction entre les envies, ou fringales, et la vraie faim. Lors d'une fringale, vous avez envie de manger un aliment ou un type d'aliment spécifique. Le sentiment de faim est une sensation de vide et de gargouillement dans votre intestin qui indique que vous avez besoin de manger, sans pour autant pouvoir préciser peu ou beaucoup. Dans un premier temps, essayez simplement de répondre et d'agir en fonction de la réponse à cette unique question : « Ai-je besoin de manger ou est-ce que je veux manger ? » Si vous réussissez cela, vos gènes vous remercieront pour le reste de votre vie.

Prévoyez vos repas

La plupart d'entre nous suivons nos envies : salé, sucré, gras, moelleux, croquant, rapide, etc. En réalité, la nourriture doit être fortifiante et nutritive : c'est notre carburant. Il faut donc s'approprier une connaissance plus approfondie afin de choisir son menu en connaissance de cause, c'est-à-dire en fonction des activités prévues pour la journée ou la soirée. Les protéines aident à réfléchir, quelques sucres complexes aident à être endurant pour le sport et une salade légère est préférable avant de s'asseoir pour regarder un film à la télé.

Observez votre corps et préparez votre plan alimentaire basé sur les éléments suivants :

. Votre niveau d'activité mentale et physique. La plupart des activités mentales requièrent plus de protéines pour l'activité visuelle. L'activité physique exige quant à elle plus de protéines et de bonnes graisses, ainsi que d'hydrates de carbone pour soutenir la production d'énergie.

. Vos émotions : joie, tristesse, colère, enthousiasme, ennui. Les humeurs de joie et d'enthousiasme requièrent moins de nourriture, comme l'ennui. Les émotions extrêmes, telles que la tristesse et la colère, peuvent nécessiter plus ou moins de nourriture, en fonction du contexte. Cependant, s'ennuyer, être triste ou en colère peuvent typiquement conduire à des compulsions alimentaires sous forme de fringales, comme une compensation affective du mal-être. Ce n'est pas exactement de la faim.

. Vos symptômes, ou absence de symptômes. Avez-vous mal à la tête ? Vous sentez-vous lourd(e) ? Ressentez-vous de la confusion mentale ? Pouvez-vous dormir ? Manquez-vous d'énergie ? Vous sentez-vous stressé(e) ? Ces différents troubles peuvent être dus à des choix alimentaires inappropriés, et vous en expérimentez les conséquences. Ou vous sentez-vous très bien, les idées claires, énergique, déterminé(e) ? Se sentir très bien exige moins de nourriture. Vous allez bien, donc ne le gâchez pas en mangeant trop. D'un autre côté, si vous n'avez pas mangé depuis longtemps, ces symptômes peuvent être le signe que vous avez besoin de manger ou de vous hydrater. Observez-vous afin de bien vous évaluer. La prochaine fois, vous prendrez la bonne décision.

Tracez vos repas

Savoir comment un aliment vous aide ou vous nuit est important. S'observer aide véritablement. L'étape supérieure est donc de relever ce que vous mangez dans un cahier journal. De cette manière, quand des symptômes surviennent, vous pouvez regarder en arrière et voir ce que vous avez mangé les heures et jours précédents et en déduire ce qui pourrait contribuer à ces symptômes. Le traçage vous aide aussi à avoir une image globale de votre alimentation : combien de fois vous mangez chaque jour, et quelle quantité de protéines, de glucides et de graisses vous absorbez.

. **Si vous n'avez pas faim, ne mangez pas**. Il y a bien sûr des exceptions, par exemple si vous savez que vous allez passer un long temps durant lequel vous ne pourrez pas manger. Mais la plupart du temps, abstenez-vous si vous n'avez pas faim.

. **Mangez avec modération**. Arrêtez de manger quand vous vous sentez **plein(e) à 80%**. Donnez-vous un quart d'heure après avoir terminé votre assiette, et vous ressentirez la satiété. Le travail du foie en sera nettement allégé.

. Mangez un maximum de trois repas par jour. Dans l'idéal, éliminez les encas, ou au moins limitez-les. Si vous prenez un encas, considérez les arguments suivants :

  . vous êtes en train d'expérimenter une envie plutôt qu'une vraie faim. Ne vous laissez pas plonger dedans. Soyez fort(e). Demandez-vous : « Ai-je envie de manger, ou ai-je besoin de manger ? » ;

  . vous avez la mauvaise habitude de prendre des aliments en dehors des repas, ce que vous avez besoin d'arrêter. Vous pouvez vous faire aider et reprendre la maîtrise de vous-même (hypnose, EFT…) ;

  . vos mécanismes de combustion du carburant ne fonctionnent pas bien ;

  . vous mangez, mais vous n'assimilez pas vos nutriments ;

  . vous ne mangez pas d'aliments qui favorisent votre santé, ce qui signifie que votre corps ne se sent jamais satisfait. En plus de cette fringale permanente, manger pauvrement crée de l'inflammation et même de la malnutrition.

. Jeûnez pendant douze à seize heures par jour. C'est facile à faire si vous arrêtez de manger à 19h et prenez votre petit déjeuner à 7h le matin. Si vous arrêtez de dîner à 19h, et que vous ne mangez pas jusqu'à 11h du matin, cela fait seize heures.

. **Mâchez**, mâchez, mâchez. Prenez un morceau de nourriture. Posez votre couvert. Mastiquez complètement. Profitez des arômes. Savourez-les. Avalez. Répétez. Cela vous permettra de diminuer la quantité de nourriture que vous mangez et d'améliorer votre bien-être.

. **Limitez la boisson en mangeant**. Prenez un verre d'eau filtrée, ou de temps à autre du vin, mais jamais plus d'un verre lors du repas. Ne diluez pas vos enzymes digestives car cela limite la capacité d'absorption intestinale des bons nutriments.

. Ne buvez pas de boissons fraîches pendant vos repas, optez plutôt pour la température ambiante ou un peu plus chaud. Les températures froides demandent au corps de se réchauffer et donc épuisent l'énergie.

. Il vaut mieux ne pas manger en cas de fièvre et bien s'hydrater, en complétant éventuellement avec des électrolytes (minéraux). Bien sûr, si vous avez une fièvre élevée et prolongée, vous devrez consulter un professionnel de santé.

. Boire du jus de fruit, c'est comme boire du soda : c'est du pur sucre. Boire du jus de fruits conduit aux fringales en provoquant des pics de glycémie. Cela dégrade directement vos gènes. Éventuellement, réalisez des jus de légumes maison. Idéalement, mixez à la fois des légumes et des herbes pour obtenir tous les nutriments et des fibres. Des produits bio sont préférables afin de ne pas surcharger l'organisme en toxiques avec les pesticides et herbicides des légumes conventionnels.

Voici quelques orientations supplémentaires pour nourrir et nettoyer vos gènes :

. Évitez les aliments industriels, les aliments avec des ingrédients dont vous ne pouvez pas prononcer le nom, conservateurs, exhausteurs de goût, colorants, additifs, et les aliments qui sont blancs :

- . soda diet, zéro ou quel qu'il soit ;
- . fast food ;
- . les plats prêts à manger ou les aliments emballés prêts à manger ;
- . les céréales froides de petit déjeuners (les flocons d'avoine, porridge, et autres céréales sans gluten cuites sont acceptées) ;
- . les mueslis ;
- . les chips ;
- . les gâteaux apéritifs, snacks, y compris les barres de céréales, barres énergétiques, mélanges de fruits secs ;
- . les bonbons ;
- . les glaces ;
- . les jus ;
- . l'eau non filtrée ;
- . le gluten ;
- . le soja ;
- . les produits laitiers ;
- . l'alcool.

. Concentrez-vous sur les aliments vendus au rayon épicerie, des aliments sans ingrédients ajoutés, et des aliments que la planète vous fournit naturellement :

- . de l'eau filtrée ;
- . des tas de légumes frais ;
- . des fruits frais (pas plus que trois portions quotidiennes ; l'idéal, c'est le matin ou l'après-midi et pas le soir) ;
- . des œufs, bios ou fermiers ;
- . de la viande de plein air, idéalement d'un fermier local ou d'un boucher local, du bœuf nourri à l'herbe, de l'agneau, du gibier ;

. du poisson et des coquillages (sauvages, fraîchement pêchés) ;

. des noix et des graines ;

. des graines germées de tous types (haricots, céréales) ;

. du riz sauvage ;

. du quinoa ;

. des aliments frais préparés chez des traiteurs à partir d'aliments naturels (soupes, salades, entrées, ragoûts), tout ce qui est excellent quand vous êtes trop occupés. Assurez-vous de lire les ingrédients et d'éviter les aliments qui ne sont pas favorables pour votre santé et vos gènes.

. **Le gluten** : à la suite de divers phénomènes d'inflammation, d'allergie ou toute autre raison de santé, vous pourriez avoir à envisager l'exclusion du gluten. N'essayez pas le presque sans gluten. Le système immunitaire répond aux molécules de gluten via des anticorps, et les anticorps sont déclenchés par même de minuscules quantités d'aliments. Donc une alimentation « presque sans » gluten provoque la même réaction biochimique qu'une alimentation régulière avec du gluten. Pour observer des résultats positifs, il est donc nécessaire d'exclure complètement le gluten. Ce qu'il convient alors de supprimer (à vérifier dans les listes des ingrédients) : blé, seigle, orge, maïs, avoine, kamut, épeautre, froment, boulghour.

. Remplacez les céréales et leurs farines par les farines de soja, riz, quinoa, lentille, sarrasin, sésame, millet, amarante, noix, noisette, châtaigne, souchet, manioc (tapioca), fécule de pomme de terre.

. Cuisinez ou cuisez à la vapeur des aliments frais. Évitez les surgelés et les restes. Les restes sont particulièrement problématiques pour les intolérances et allergies.

. Digérez vos aliments. Un tiers de votre acide gastrique est sécrété par votre estomac pour vous préparer à manger : observez vos aliments, sentez leur odeur, et attendez pour les manger. La nourriture doit vous nourrir entièrement : l'esprit, le corps, et les gènes. Un repas ne devrait pas être quelque chose que vous vous dépêchez d'avaler et de terminer. Anticiper et « pré savourer » vos aliments de cette façon leur donnera meilleur goût, et vous mangerez moins, vous brûlerez vos aliments plus efficacement, et vous soutiendrez un meilleur métabolisme.

. Manger des repas équilibrés maintient l'équilibre des neurotransmetteurs. La clé de cet équilibre consiste à vous assurer d'avoir des protéines, de bons hydrates de carbone (glucides) et de bonnes graisses à chaque fois que vous mangez. Il ne faut pas se contenter d'avoir eu un déjeuner riche en protéines et d'un peu de riz brun pour le dîner. Vous devez équilibrer chaque repas. Cela ne signifie pas pour autant que les proportions doivent toujours être identiques. Par exemple, vous pourriez avoir plus de protéines, un peu de glucides, et une touche de lipides dans un repas, alors que le repas suivant pourrait contenir un peu de protéines et un peu de glucides, avec un peu plus de lipides. Dans l'idéal, limitez le sucre et les aliments transformés, et assurez-vous de ne pas trop manger en quantité.

Sinon, vous perturbez votre taux de sucre sanguin et déclenchez des sautes d'humeur.

. Si besoin, cuisiner avec des huiles à haut point de fumée seulement : huile d'olive, d'avocat, de tournesol, ghee (beurre clarifié), graisse de canard ou d'oie.

VI
Les nutriments et les aliments qui les contiennent pour un bon cycle de méthylation

Folate/B9 : légumes verts, haricots grains, pois, lentilles, courgettes.

Cobalamine/B12 : viande rouge, saumon, palourdes, moules, crabe, œufs.

Protéines : de source animale : bœuf, agneau, volaille, gibier, poisson, fruits de mer, œufs et produits laitiers ; de source végétale : haricots grains, pois, lentilles, brocoli, noix, graines et champignons.

Magnésium : légumes verts à feuilles foncées, noix, graines, poisson, haricots grains, avocats, céréales complètes. Sans compter la carence dans l'alimentation elle-même, il y a deux raisons courantes à la déficience en magnésium : l'apport en caféine et l'usage prolongé d'antiacides appelé inhibiteurs de la pompe à protons (IPP).

Pour les femmes, afin d'équilibrer votre taux d'œstrogènes, mangez plus de betteraves, carottes, oignons, artichauts, et légumes crucifères (brocoli, choux-fleurs, kale, choux de Bruxelles, choux pommée). Consommez également des légumes amers comme les pissenlits et les radis, car ils soutiennent le bon fonctionnement du foie, qui métabolise vos œstrogènes.

Prenez conscience de comment vous vous sentez après la consommation de caféine, chocolat et thé. Si vous vous sentez irritable ou anxieux(se), réduisez votre apport.

Le travail des gènes de détoxication implique de transférer le glutathion antioxydant aux substances chimiques et composés qui doivent être éliminés de l'organisme. Pour produire cet antioxydant, votre corps a besoin de **cystéine** : viande rouge, graines de tournesol, poulet, œufs, brocolis, choux, choux-fleurs, asperges, artichauts, oignons.

Vous avez besoin de **riboflavine/B2** pour transformer le glutathion détérioré en antioxydant prêt à l'emploi. Sinon, le glutathion détérioré reste détérioré – et contribue à des dommages supplémentaires dans vos cellules. Ingrédients : foie, agneau, champignons, épinards, amandes, saumon sauvage, œufs.

Et vous avez aussi besoin de **sélénium** : noix du Brésil, thon, flétan, sardines, bœuf, foie, poulet, riz brun, œufs

Mangez beaucoup de fibres. Le microbiote aime les fibres ! Ces bactéries intestinales mangent les fibres que le corps ne peut pas digérer, et ainsi elles aident le corps à se détoxiquer. Les fibres contribuent à la production d'enzymes de détoxification, et elles se lient aussi aux xénobiotiques. Une fois que les fibres s'accrochent avec ces composés chimiques, elles les conduisent dehors via les selles. Les personnes souffrant d'un CBCG (ou SIBO) ne doivent pas manger plus de fibres, il faut d'abord traiter le CBCG. **Aliments riches en fibres** : artichauts, avocats, brocolis, choux de Bruxelles, flocons d'avoines (sans gluten), framboises, graines de chia (à saupoudrer sur les salades et légumes ou mélanger aux yaourts), graines de lin (à ajouter aux céréales, smoothies, yaourts, et pains), haricots de lima, haricots noirs, lentilles, mûres, poires, pois, pois cassés.

Cultivez des graines germées de brocolis et de radis ou en mélange. Ce sont des soutiens du glutathion. C'est la combinaison des différentes graines qui le permet. Astuce : pour un maximum de bénéfices nutritionnels, consommer les graines germées de brocolis au troisième jour après la germination.

Vous avez besoin **d'arginine** : blanc de dinde, longe de porc, poulet, graines de courges, spiruline, produits laitiers (mais s'en tenir à du lait de chèvre ou de brebis), pois chiches, lentilles.

Le gène NOS3 a aussi besoin des nutriments suivants pour fonctionner. **Calcium** : fromages, lait et autres produits laitiers (du lait de chèvre ou de brebis), légumes verts à feuilles sombres, chou chinois, gombo, brocolis, et haricots verts, amandes. **Fer** : graines de citrouille et de courge, foie de poulet, huîtres, moules, palourdes, noix de cajou, pignons de pin, noisettes, amandes, bœuf, agneau, haricots blancs, lentilles et légumes verts à feuilles sombres.

Végans / végétariens : la vitamine B12 (cobalamine) est essentielle pour prévenir l'anémie, maintenir l'oxygénation cellulaire, et prévenir les lésions nerveuses. On la trouve essentiellement dans les produits animaux, un peu dans la spiruline, et dans quelques rares sources végétales, mais elle est peu assimilable, et en particulier pour une personne âgée, ou en cas de consommation de café, d'alcool ou de tabagisme. Il est donc souvent recommandé de se supplémenter en vitamine B12. Mais cela ne suffit pas de juste consommer de la B12. Des protéines sont nécessaires pour transporter la vitamine B12 jusqu'aux cellules - et le glutathion est la colle qui aide la B12 à se fixer aux transporteurs.

Par conséquent, un régime végétarien doit apporter suffisamment d'aliments riches en choline chaque jour. Que l'origine soit de sources végétales ou animales, il faut apporter suffisamment de choline. Quelques sources alternatives de choline : asperges, betteraves, brocolis, champignons shiitaké, choux-fleurs, choux de Bruxelles, épinards, graines de lin, haricots mungos, haricots pinto, lentilles, petits pois, quinoa.

VII
Comment réduire naturellement la résistance à l'insuline

Le pancréas est un organe à double fonction : digestive et endocrine. Sa fonction digestive complète celle du foie : il produit des enzymes qui permettent la dégradation des protéines, des graisses et des glucides. Sa fonction endocrine est destinée à la gestion de la glycémie, soit le taux de sucre dans le sang. Il sécrète soit de l'insuline (hormone hypoglycémiante), soit du glucagon (hormone hyperglycémiante) afin de maintenir l'équilibre. Le diabète est la maladie chronique d'un déséquilibre hyperglycémique, soit un taux de sucre sanguin trop élevé.

En résumé, l'insuline permet au corps de stocker le sucre en excès sous forme de glycogène (dans le foie et les muscles), puis de graisse corporelle (dans les muscles). Ces réserves sont destinées, en principe, à être utilisées plus tard comme carburant par les centrales à énergie des cellules que sont les mitochondries.

Plusieurs composants de plantes, trouvés dans les aliments courants, peuvent stimuler le processus régénératif du pancréas.

La communauté médicale a investi lourdement dans la recherche et le développement de thérapies de cellules souches, des greffes d'îlots (groupes de cellules pancréatiques qui produisent les hormones) et dans une gamme de médicaments synthétiques. Cependant, un traitement efficace et même une guérison possible des troubles métaboliques pourrait simplement se trouver sur les étagères du garde-manger ou pousser dans le jardin.

Une des approches naturelles de prévention de la résistance à l'insuline et du diabète de type 2 vise à restaurer la sensibilité des cellules à l'insuline, et dans certains cas, à régénérer les cellules bêta pour aider à relancer la production naturelle d'insuline.

Voici quelques pistes de plantes dont la recherche a démontré l'intérêt, associées à un régime alimentaire adapté pour maintenir une glycémie stable, qui pourraient être conseillées par un professionnel de santé qualifié.

. **Le curcuma**. Dans une étude pionnière publiée dans le journal de l'Association Américaine du Diabète, *Diabetes Care*, on a donné 250 mg de curcumine ou un placebo à 240 patients adultes prédiabétiques chaque jour. Après neuf mois, aucun des participants prenant la curcumine n'avait développé de diabète, alors que 16,4 % du groupe placebo l'avait fait, suggérant que la curcumine était 100 % efficace dans la prévention de diabète de type 2.

. **Le gingembre**. En 2014, dans un essai contrôlé par placebo, en double aveugle et randomisé, on a divisé en deux groupes 88 volontaires diabétiques. Chaque jour, un groupe recevait un placebo alors que l'autre recevait trois capsules d'un gramme de poudre de gingembre. Après huit semaines, le groupe gingembre avait réduit sa glycémie à jeun de 10,5 %, alors que le groupe placebo avait augmenté sa glycémie à jeun de 21 %. En outre, la sensibilité à l'insuline avait augmenté significativement plus dans le groupe gingembre. Dans une autre étude, des chercheurs ont démontré que 1 600 milligrammes par jour de gingembre améliorent huit marqueurs du diabète, comprenant la sensibilité à l'insuline. Comme 1 600 mg correspondent à environ un quart de cuillère à café, les résultats montrent qu'une forte dose n'est pas forcément nécessaire pour obtenir des résultats impressionnants.

. **La cannelle**. La cannelle a été utilisée pendant des millénaires comme épice et médecine « de prévention » pour améliorer le sang. Le *Journal of Medicinal Food* a publié une méta-analyse de huit études qui concluait que la cannelle (ou extrait de cannelle) baisse les taux de glycémie à jeun. Elle permet à votre estomac de ne pas se vider trop vite après manger. Saupoudrer juste une demi-cuillère à café par jour sur les repas peut réduire les taux de glycémie, même avec un diabète de type 2. La cannelle doit bien être labellisée Cannelle de Ceylan, où elle était originellement cultivée. N'importe quelle autre substance sous ce nom générique ne sera pas de la cannelle, mais plutôt de la casse, une simple cousine de la cannelle.

. **Extrait de feuilles d'olivier**. Les chercheurs de l'Université d'Auckland ont prouvé que l'extrait de feuilles d'olivier augmente la sensibilité à l'insuline. Dans une étude contrôlée par placebo, en double aveugle et randomisée, on a divisé en deux groupes 46 hommes en surpoids. Un groupe recevait des capsules contenant de l'extrait de feuilles d'olivier, et l'autre groupe recevait un placébo. Après douze semaines, l'extrait de feuilles d'olivier baissait la résistance à l'insuline d'une moyenne de 15 %. Elle a aussi augmenté la productivité de cellules générant de l'insuline dans le pancréas de 28 %. La supplémentation avec de l'extrait de feuilles d'olivier a généré des résultats « comparables à des thérapeutiques diabétiques courantes (particulièrement la metformine) ».

. **Les baies**. Si le repas comprend des baies, le corps aura besoin de sécréter moins d'insuline après manger. Dans une étude sur des femmes en bonne santé en Finlande, on a donné à manger aux volontaires du pain blanc et de seigle, soit avec, soit sans une sélection de baies en purée. Les niveaux de glucose des femmes qui mangeaient le pain nature grimpaient rapidement après manger, tandis que les femmes qui mangeaient le pain avec des baies avaient une montée plus faible de leur glycémie après manger.

. **La nigelle**. La nigelle est aussi connue comme coriandre romaine, sésame noir, cumin noir, et carvi noir. Seulement deux grammes de nigelle par jour peuvent significativement réduire la glycémie et la formation de produits finaux de glycation. La même dose peut aussi améliorer la résistance à l'insuline.

. **La spiruline et le soja**. La spiruline est une sorte d'algue bleue qui est une excellente source de protéines, calcium, fer, et magnésium. Elle peut se manger comme aliment, mais elle est plus souvent consommée sous forme de poudre en complément alimentaire. Dans une étude au Cameroun, les poudres de spiruline et de soja ont été comparées. Des chercheurs ont évalué quelle était la meilleure pour contrôler la sensibilité à l'insuline. Cette étude randomisée rassemblant des volontaires souffrant de résistance à l'insuline liée à des traitements médicamenteux anti-rétroviraux qu'ils prenaient ; un groupe recevait 19 grammes de spiruline par jour pendant huit semaines, tandis que l'autre recevait 19 grammes de soja. À la fin de l'essai, le groupe soja avait augmenté sa sensibilité à l'insuline de 60 %, ce qui est relativement bon, mais le groupe spiruline avait vu sa sensibilité à l'insuline bondir d'une moyenne de 224,7 %. De plus, bien que 69 % des volontaires soja aient expérimenté une augmentation de la sensibilité à l'insuline - ce qui, encore une fois, est assez bon - *tous* les volontaires dans le groupe spiruline ont vu une amélioration.

C'est une forte reconnaissance du pouvoir de guérison de la spiruline, même quand il s'agit de graves difficultés comme celles liées aux effets secondaires de médicaments contre le VIH.

. La berbérine. Peut-être que l'amertume de la berbérine, un composant trouvé dans les racines de plantes comme l'hydraste du Canada et l'épine-vinette, est un indice de son efficacité à stabiliser la glycémie. Dans une étude chinoise sur 36 patients, les scientifiques ont trouvé que trois mois de traitement avec de la berbérine était aussi efficace que la metformine à faire descendre la glycémie. Cependant, la berbérine n'est pas sans effets secondaires et ne doit donc être utilisée que sur le conseil d'un praticien en médecine intégrative expérimenté qui respecte les précautions à prendre.

. Le resvératrol. Ce polyphénol a fait l'objet de nombreuses études et son mécanisme d'action est actuellement bien caractérisé. Le resvératrol agit à plusieurs niveaux sur la régulation de la glycémie. Dans un premier temps il va par son activité sur le génome induire l'expression d'une hormone intestinale, le GLP-1 qui est diminué chez le sujet diabétique. Cette hormone, exprimée dans l'intestin, passe par la veine porte pour agir à distance sur la sécrétion de l'insuline par le pancréas en se fixant sur les récepteurs au GLP-1. Cette augmentation d'insuline va améliorer la tolérance au glucose du patient, et l'activité fortement anti-inflammatoire du resvératrol va permettre à l'insuline de mieux fonctionner (l'inflammation nuit à la fixation de l'insuline sur ses récepteurs). Enfin, le diabète de type 2 est une maladie inflammatoire dont une des causes est la modification de la flore intestinale. L'environnement (pollution, alimentation, etc.) peut faire émerger dans la flore des bactéries Gram-, qui sont pro-inflammatoires. Cette inflammation chronique à bas bruit est à l'origine de l'installation du diabète de type 2. Le resvératrol possède une activité antibiotique particulière : il a été démontré qu'il élimine les bactéries Gram- de la flore et favorise le développement des bactéries anti-inflammatoires Gram+. Il est à noter que le resvératrol sous forme de complément alimentaire doit être sous une forme biodisponible vu la vitesse de son élimination de l'organisme causé par son excessive métabolisation.

. Les amidons résistants. À la différence d'autres aliments de la classe des glucides, les amidons résistants se situent très bas dans l'index glycémique, car ils se décomposent lentement dans le gros intestin. Cette « résistance » à la digestion signifie qu'ils ne peuvent pas causer de pics de glycémie. Ils ont ainsi le temps de fermenter et de nourrir les bactéries bénéfiques du microbiome intestinal. Comme source de fibres fermentescibles, les amidons résistants peuvent aider à améliorer la sensibilité à l'insuline et réduire la graisse corporelle. **Les amidons résistants à inclure dans l'alimentation :** l'amarante, le manioc, les pois chiches, le millet, le muesli, les haricots trempés (toutes sortes), l'avoine non transformé, les bananes vertes (non mûres).

VIII
Au sujet de la graisse abdominale

La nature a conçu les êtres humains avec une grande variété de formes et dimensions, et ces dimensions peuvent parfois changer avec le temps. Particulièrement au cours du vieillissement, il est possible de développer plus de graisse autour des hanches et des cuisses, et maintenir son poids peut s'avérer plus difficile. Dans des limites raisonnables, ces développements sont sains et normaux, et vous n'avez pas besoin d'être fin et élancé pour être en bonne santé, mais il est essentiel de surveiller la graisse abdominale en excès.

Pour optimiser sa santé tout au long de sa vie et rester à l'écart de la maladie pour jouir d'une vieillesse en forme, avec un ventre plus mince et une glycémie plus basse et régulière, il est indispensable de supprimer les aliments transformés, le fructose transformé, le blé et le GMS (glutamate monosodique) de l'alimentation, et de prévenir l'accumulation de substances pétrochimiques comme le BPA, de source alimentaire ou non.

Quelques stratégies pour maintenir plus facilement un niveau de graisse abdominale sain et réguler la glycémie

Quand et combien manger : au-delà de la qualité des ingrédients, l'heure des repas et la taille des portions sont également importantes. Pour une vie en harmonie avec le cycle naturel ancestral, le dernier repas de la journée devrait être pris avant que le soleil ne descende. Puisque la plupart des gens mangent par habitude, il est temps de s'interroger sur sa faim. Si vous n'avez pas faim à l'heure du petit-déjeuner, sautez-le. Le jeûne intermittent présente de nombreux avantages, le premier d'entre eux étant d'écouter son corps.

Voici quelques pratiques quotidiennes à instaurer :

. Mangez des légumes crus à chaque repas. Seule l'alimentation crue contient des cellules souches de plantes connues comme cellules méristématiques, qui contribuent puissamment à l'énergie vitale et à la longévité.

. Mangez en conscience et prenez du plaisir, sans distractions comme la télévision ou autres appareils électroniques.

. La graisse (de qualité) est votre amie et la clé d'une satisfaction profonde de l'appétit et des fringales de sucré. Incorporez de bonnes huiles pour la cuisson et l'assaisonnement des légumes. Ajoutez des sources de graisses alimentaires complètes, comme la noix de coco, l'avocat, les olives, certains poissons des mers froides, les noix et les œufs entiers avec leurs jaunes.

. Mangez ou buvez quelque chose de lacto-fermenté tous les jours pour soutenir les bonnes bactéries du microbiote (sauf pour les allergiques).

. Ne vous focalisez pas exagérément sur le fait de manger trois repas par jour.

. Augmentez l'apport de fibres alimentaires sous la forme d'hydrates de carbone ou de prébiotiques disponibles pour le microbiote. Les prébiotiques sont une classe de fibres particulières qui résistent à l'hydrolyse par l'acide gastrique et aux enzymes. Elles sont sélectivement fermentées par la flore intestinale, augmentant la croissance ou l'activité de la flore qui confère un bénéfice santé à l'hôte. Les prébiotiques alimentaires comprennent les artichauts, les oignons, l'ail, les poireaux, les asperges, les bananes vertes, le cacao, le jicama (pois patate), les amandes, les myrtilles, les carottes, le manioc, les courges et le taro.

IX
La relation entre la résistance à l'insuline et les toxiques

Il est couramment demandé aux personnes à risque au niveau des troubles métaboliques de réduire leurs apports de graisses et de sucres. Ce conseil est trop généraliste, et il est également trompeur. Certaines sources de graisses et de sucres peuvent être bénéfiques.

Pour parler des graisses, il est possible d'utiliser les termes de lipides, ou des molécules biochimiques nommées acides gras. Les acides gras peuvent être également distingués en saturés, insaturés, mono ou poly-insaturés. Ces termes se réfèrent à leur forme biochimique, et ces distinctions sont absolument essentielles pour les conséquences de leur transformation dans le corps, et donc sur la santé.

De même, lorsqu'il s'agit de sucres lents ou complexes, il est possible d'utiliser le terme d'hydrates de carbone. Ils ne sont pas tous équivalents sur un plan biochimique, car ils déclenchent ou non la production d'insuline, en plus ou moins grande quantité, plus ou moins rapidement selon comment et quand ils sont absorbés. Le mode de préparation et de cuisson interfère également dans ces réactions.

Pour améliorer sa glycémie (taux de sucre dans le sang), ou simplement diminuer une graisse abdominale, il est important d'améliorer ses connaissances sur certains aliments courants.

Le blé, le pain et la résistance à la leptine, hormone de la satiété

Le modèle alimentaire de ces dernières décennies a encouragé la consommation de céréales complètes. Or, les graines de graminées sont incompatibles avec l'alimentation ancestrale conçue pour maintenir l'équilibre de notre organisme.

Le blé perturbe le métabolisme en générant de la résistance à l'insuline. Des études ont montré que ce phénomène est dû à l'amylopectine, composant à 75% de l'amidon de blé. C'est la raison pour laquelle le pain de blé, selon des statistiques produites par le *Harvard Health Publishing*, est plus haut dans l'index glycémique (IG autour de 70) que le sucre blanc (IG à 68). En outre, le blé perturbe l'activité biologique de la leptine, hormone de la satiété. La leptine est produite par les cellules de graisse qui voyagent dans le flux sanguin vers le cerveau, avec le message que le corps doit s'arrêter de manger. Cependant, la lectine du blé peut se lier avec la leptine et contrarier les récepteurs du cerveau, ce qui a pour effet de diminuer les effets de réduction d'appétit et de mener à un phénomène de résistance à la leptine. C'est la raison pour laquelle le pain, les pâtes, les céréales, les biscuits et les pâtisseries à base de blé peuvent vous laisser sur votre faim après que vous en avez consommé.

Le fructose

Les sucres en excès devraient être évités, en particulier pour les personnes à risque au niveau des troubles métaboliques. Mais tous les sucres ne se valent pas. Le fructose, qui signifie « sucre du fruit » en latin, est pur et bon pour la santé s'il est absorbé sous sa forme biologique crue des fruits entiers.

Notre société ne souffre pas d'une épidémie de gens mangeant trop de fruits frais, mais plutôt d'une carence de consommation de fruits frais, crus, biologiques. Les aliments ne sont pas juste une source d'énergie mais aussi de l'information et un logiciel pour le corps. Les fruits contiennent des molécules complètes pleines de vitamines, de fibres, de cellules souches de plantes, et d'antioxydants. Ils livrent aux cellules de l'information biologiquement indispensable, particulièrement nourrissante pour les systèmes reproducteurs et cardiovasculaires. Le fructose transformé industriellement peut être aussi addictif que l'alcool, et peut-être même la morphine.

Les jus de fruits pasteurisés représentent aussi une menace, car on y ajoute souvent des sucres comme le sirop de maïs riche en fructose. Comme ce dernier contient des monosaccharides de forme libre de fructose et glucose, il ne peut pas être considéré comme biologiquement équivalent au sucrose, qui a une liaison glycosidique reliant le fructose et le glucose et ralentit leur décomposition dans le corps.

Le fructose peut facilement être converti en éthanol avec une pincée de levure afin de produire des boissons alcoolisées. On lui constate une grande ressemblance avec l'alcool (éthanol) dans sa capacité à stimuler la production de dopamine dans le cerveau. Il partage aussi des voies métaboliques et des effets sur le foie, source de stéatose hépatique. De nombreuses études montrent sa toxicité pour la santé.

La connexion entre le sucre et les troubles de l'humeur

Alors que le parallèle entre la consommation d'alcool et de fructose peut ne pas sembler évident, la connexion étroite entre l'alimentation et la santé psychologique commence à obtenir une plus grande reconnaissance. En effet, de nouvelles recherches relient la consommation d'acides gras trans à l'agressivité, la dépression et une dégradation de la mémoire. Les effets opioïdes du fructose dans la biologie des mammifères ont été le sujet d'investigations scientifiques depuis la fin des années 1980. Une étude[1] publiée dans le Journal Européen de Pharmacologie a démontré que le glucose et le fructose étaient capables de contrarier les effets de soulagement de la douleur induits par la morphine, probablement à cause des effets opioïdes directs de ces sucres ou de leurs sous-produits métaboliques sur le système nerveux central. En fait, l'étude a trouvé que le fructose était plus puissant que le glucose pour provoquer ces effets.

---

[1] Lux F, Brase DA, Dewey WL. Antagonism of antinociception in mice by glucose and fructose: comparison of subcutaneous and intrathecal morphine, *European Journal of Pharmacology* [en ligne], 9 février 1988, [consulté le 8 août 2023].
Adresse : https://pubmed.ncbi.nlm.nih.gov/3371404/

Pour éviter le fructose, il faut apprendre à lire les étiquettes. Le sirop de maïs riche en fructose (HFCS) est souvent caché dans les produits via l'usage des appellations suivantes : sirop de glucose, sirop de maïs, fructose cristallin, HFCS et fructose. Si vous choisissez des aliments complets qui ne sont pas emballés, le seul fructose que vous absorberez est celui qui est naturellement sous une des formes les plus délicieuses et nutritives, comme les fruits ou le miel.

Le GMS

Le glutamate monosodique (GMS), additif alimentaire E621, est largement utilisé par l'industrie alimentaire pour duper nos papilles gustatives en les amenant à trouver une substance insipide chargée d'ingrédients semi-synthétiques destinés à être merveilleusement savoureux. Inévitablement, avec le temps, les vrais aliments semblent moins attractifs et moins satisfaisants pour notre goût. C'est une manipulation de nos voies cognitives et sensorielles complexes sensées déterminer si quelque chose est bon ou mauvais pour nous.

Techniquement, le GMS est l'acide glutamique du sel de sodium, un acide aminé non essentiel existant naturellement. Les aliments riches en acide glutamique comprennent le blé, les produits laitiers, le maïs, le soja et les fruits de mer.

Le problème, c'est qu'isoler un acide aminé hors d'un aliment complexe pour augmenter sa concentration dans des proportions non naturelles peut entraîner des effets dévastateurs pour la santé, comme la stimulation chimique d'insatiables fringales.

Au-delà des qualités addictives du GMS, la recherche de l'*US National Library of Medicine* met en lumière la relation entre le GMS et l'obésité. Alors que les compulsions alimentaires excessives provoquées par les effets d'exhausteur de goût du GMS apparaissent dans cette relation, le GMS pourrait causer directement des lésions cérébrales, une résistance à l'insuline et une résistance à la leptine (hormone de la satiété). Par conséquent, le GMS ne peut plus être considéré comme un simple exhausteur de goût. C'est une substance chimique intrinsèquement dangereuse qui peut perturber nos hormones et contribuer activement au syndrome métabolique, à l'obésité, à la stéatose hépatique et au dérèglement des lipides sanguins, ainsi qu'à un grand nombre de problèmes neurologiques.

Où se cache le GMS / MGS : voici quelques-uns des nombreux déguisements du GMS sur les étiquettes alimentaires :

. acide glutamique ;

. amidon alimentaire modifié ;

. amidon de maïs modifié ;

. arôme naturel ;

. assaisonnements ;

. bouillons en conserve ;

. caséinate de calcium ;

- caséinate de sodium ;
- E620 à E625 ;
- extrait de levure ;
- extrait de levure autolysée ;
- gélatine ;
- glutamate ;
- glutamate de monopotassium ;
- isolat de protéine ;
- isolates de protéines de soja ;
- levure ajoutée ;
- levure alimentaire ;
- levure Torula ;
- maltodextrine ;
- protéine autolysée ;
- protéine de plante hydrolysée ;
- protéine hydrolysée ;
- protéine texturée ;
- protéine végétale hydrolysée ;
- sauce soja ;
- vestin ou aji-no-moto (dans les magasins de produits chinois).

X
Les recettes du guide de santé exponentielle

Généralités

★ **Les sauces d'accompagnement allégées "maison"**

Sauce vinaigrette légère : huile, vinaigre, moutarde, sel, poivre et autant d'eau que d'huile.

Sauce mayonnaise légère : pour 4 portions : un jaune d'œuf, une cuillère à café de moutarde, une cuillère à café de vinaigre de vin, un yaourt nature, sel, poivre du moulin. Faites cuire l'œuf entier 10 minutes à l'eau bouillante. Prélevez le jaune et laissez-le refroidir quelques minutes. Écrasez le jaune dans un ramequin et mélangez-le avec de la moutarde. Ajoutez le vinaigre, salez, poivrez et incorporez le yaourt nature. Mélangez bien pour obtenir une sauce onctueuse. Vous pouvez ajouter des herbes aromatiques au choix : menthe ciselée, basilic haché, estragon ou ciboulette... vous pouvez remplacer le yaourt par du fromage blanc battu. Cette sauce peut se manger avec le céleri râpé, les asperges, le concombre, les salades de tomates, etc.

Sauce blanche légère : remplacez le lait des recettes (type béchamel, mornay, etc.) par de l'eau, un bouillon ou un lait végétal, et remplacez la farine par un tiers de la quantité de fécule de pomme de terre (la fécule gonfle plus vite). Délayez quelques secondes sans grumeaux, ajoutez alors un peu de crème fraîche allégée et relevez le tout.

Sauce béchamel sans lait et sans gluten : délayez 60g de farine de riz dans 60 ml d'huile de riz, puis ajoutez progressivement un demi-litre de bouillon de légumes chaud. Assaisonnez selon votre goût. Versez sur les légumes cuits et gratinez 10 minutes à four chaud (thermostat 6 ou 180°C).

Sauces tomate : préférez le coulis de tomates (maison, nature ou en brique) à la purée de tomates, plus concentrée, qui renferme de la fécule, du sucre et autres substances (cela peut cependant dépanner pour agrémenter instantanément certains plats). Les ketchups sont riches en sucre et sel, mais appréciés des enfants pour accompagner certains plats. Ils sont peu caloriques : une cuillerée à soupe de ketchup n'apporte que 15 Kcal, soit six fois moins qu'une cuillerée à soupe d'huile.

Sauce au curry : pour 4 portions : mélangez intimement une cuillère à café de moutarde, deux cuillères à soupe de crème fraîche allégée, 60g de fromage frais type "carré frais", un yaourt brassé à 0% de matière grasse et deux cuillères à café de curry en poudre. Poivrez. Cette sauce peut être réchauffée légèrement pour accompagner des volailles ou des poissons blancs. On peut varier en utilisant la base avec d'autres épices ou de fines herbes.

Édulcorants : bien sûr, il vaut mieux se déshabituer de l'addiction au goût sucré, mais voici quelques édulcorants acceptables pour votre santé : le fruit du moine (monk fruit), la stévia, l'érythritol, le sirop de chicorée et de l'inuline.

Pensez à la cannelle et à la vanille pour parfumer votre thé ou votre café bio sans conséquence.

Intolérants ou allergiques aux œufs : les aliments riches en mucilage comme les graines de lin sont utiles en cuisine pour remplacer les œufs dans des produits de pâtisserie comme les gaufres ou la pâte à crêpe. **Voici l'astuce** : laissez reposer trois cuillères à soupe d'eau et une cuillère à soupe de graines de lin moulues pendant 10 minutes pour obtenir une sorte de gel similaire à la texture d'un œuf cru. Il ne faut pas essayer de faire frire cette bouillie de lin, mais plutôt l'utiliser comme un ingrédient humide dans une recette qui demanderait un œuf pour lier entre eux deux ingrédients secs.

Pour tous les repas - règle de base : commencez toujours par un verre d'eau (10 cl) et d'une cuillère à café (voire d'une cuillère à soupe) de vinaigre de cidre bio, qui diminue la sécrétion d'insuline d'environ 20%. L'acide acétique du vinaigre désactive temporairement l'alpha-amylase qui transforme l'amidon en glucose lors de la mastication. Ainsi, la transformation se fait plus lentement et plus en douceur dans l'organisme. L'acide acétique permet également d'accélérer l'absorption du glucose dans les muscles, et donc d'éviter les pics de glucose et leurs inconvénients sur la santé. Il influe sur nos gènes afin de stimuler les mitochondries pour brûler plus de graisses et produire de l'énergie.

★ **Petits déjeuners**

Salés	Sucrés
. Thé citron . Un œuf dur . Une cuillère à café de vinaigrette allégée . Une tranche de jambon blanc découenné.	. Café noir sans sucre . Trois galettes type "pain des fleurs" . 10g de beurre . 1 ou 2 kiwis (facultatif)
. Infusion à la menthe . Un œuf au plat cuit sans matière grasse . Faisselle	. Thé vert sans sucre . 40g de pain grillé . 10g de beurre . Une compote sans sucre ajouté

. Café noir sans sucre . Fromage blanc . Un œuf à la coque	. Infusion aux fruits sans sucre . 100g de fromage blanc ou lait végétal chaud . Une portion de flocons d'avoine . Dés ou lamelles de pomme . Cannelle . 10 amandes ou noisettes
. Thé vert . Un yaourt brassé . Un œuf à la coque	
. Café noir sans sucre . 40g de pain complet . 10g de beurre . Une tranche de jambon blanc découenné	. Maté vert sans sucre . Une portion de muesli aux fruits sans sucre ajouté . Lait végétal chaud
. Thé au jasmin . 50g de pain grillé . 30g de cancoillotte . Deux tranches de bacon dégraissé	. Café noir sans sucre . Un demi pamplemousse . Une tranche de pain grillé . Une cuillère à café de purée d'amandes
	. Thé vert sans sucre . 40g de flocons d'avoine . Lait végétal . Une demi banane . Copeaux de chocolat noir . Cinq amandes ou noix de pécan
	. Crème Budwig (recette du Dr. Kousmine)

★ **Le brunch** : condensé du petit-déjeuner et du déjeuner, pour les dimanches de grasse matinée. Repas complet pour tenir jusqu'en fin d'après-midi.

Équivalences

- 70g de pain
- ⅓ de baguette
- 6 biscottes ordinaires
- 4 à 5 petits pains grillés suédois
- 5 à 6 galettes de sarrasin type "pain des fleurs"
- 50g de céréales peu sucrées
- 30g de pain + 3 biscottes
- 50g de pain + une petite crêpe

Sucrés	Salés
. Thé vert à la menthe . Deux toasts grillés . Du beurre . Une tranche de jambon blanc découenné . Du yaourt nature . Deux kiwis	. Thé au citron sans sucre . Céréales au blé complet . Un verre de lait végétal . Une tranche de pain complet beurré . Un œuf à la coque . Un demi pamplemousse
. Café sans sucre . Pain grillé . Beurre . Deux tranches de bacon maigre . Faisselle . Fruits de saison	. Lait végétal au cacao sans sucre . Deux petits pains suédois . Beurre . Un œuf à la coque . Trois tranches d'ananas
. Thé aux fruits rouges . Pain de campagne . Une tranche de fromage type emmental, comté ou etorki . Un œuf poché ou à la poêle . Salade de fruits frais	. Café sans sucre . Une crêpe . Une cuillerée à café de miel . Trois galettes de sarrasin . Du beurre . Un œuf au plat . Un fruit de saison

Menu santé 4 saisons

★ **Automne et hiver**

Déjeuner	Dîner
. Salade de mâche . Blanc de poulet à la crème fraîche (légère ou végétale) et aux champignons . Tagliatelles . Une poire	. Œuf à la coque et mouillettes . Salade de choux crus émincés (rouge, blanc, bok choy), huile d'olive, graines de sésame et échalotte . Une compote sans sucre ajouté
. Petits radis en croque-sel . Foie de veau poêlé et gratin de courge . Un yaourt végétal	. Salade de lentilles, raisins secs, noix, tomates séchées, estragon, huile d'olive et vinaigre basmati . Un yaourt nature
. Potage de légumes maison . Une tranche de jambon blanc découenné . Poireaux vinaigrette . Un morceau de pain . Fromage de chèvre	. Radis noir râpé, huile d'olive, persil et gomasio . Œuf poché au paprika sur lit d'épinards . Une tranche de pain . Une faisselle
. Carottes et panais râpés, huile d'olive, persil et noisettes concassées . Truite en papillote aux herbes de Provence . Blettes persillées . Une grappe de raisin	. Raviolis chinois à la vapeur . Salade verte et coriandre . Litchis
	. Salade de penne regate aux lentilles corail, petits pois, olives noires, noisettes concassées, émincé de chou frisé . Un yaourt de brebis

- Choucroute de poisson
- Flan maison

- Salade verte, pamplemousse et crevettes
- Pâtes au thon et coulis de tomates
- Un fromage blanc

- Salade d'endives aux noix
- Poule au pot farcie et ses légumes
- Une pomme cuite au four

- Steak haché (à 5% de matière grasse) aux échalotes et aux cinq baies concassées
- Chou-fleur et brocoli vapeur
- Un morceau de pain
- Fromage de chèvre

- Mesclun de jeunes pousses et roquette
- Carré d'agneau à la jardinière de légumes
- Salade de fruits de saison

- Salade de betteraves rouges, persil et vinaigrette
- Lapin à la moutarde
- Petits pois
- Un fromage blanc

- Brandade de poisson
- Salade verte
- Une compote de pommes cannelle

- Aile de raie aux câpres
- Riz sauvage et brocolis
- Une clémentine

- Sauté de pommes de terre et tofu aux épices et herbes de Provence
- Salade verte
- Ananas frais

- Risotto aux champignons et parmesan
- Salade verte
- Une poire trompe l'œil (cuite à la vapeur)

- Bowl de quinoa, omelette ou dés de tofu, mâche, crudités (émincés ou râpés: carotte, choux, céleri, courgette, poireau, radis, etc.), noix de Grenoble ou de Cajou, huile d'olive et sauce tamari
- Une clémentine

- Salade de pommes de terre vapeur, harengs fumés aux cornichons et oignons émincés en vinaigrette
- Salade verte
- Pudding de graines de chia et lait de coco

. Concombre à la crème (légère ou végétale), ciboulette et gomasio

. Papillote de saumon, échalotes et julienne de légumes

. Riz sauvage

. Un yaourt végétal

. Carottes râpées, gingembre frais et coriandre

. Rôti de veau

. Choux de Bruxelles braisés

. Une cervelle de canut (faisselle aux herbes)

. Chou rave et betteraves râpés au sésame

. Sauté de porc au chou vert

. Un morceau de pain

. Fromage bleu

. Salade mixte haricots verts et tomates séchées

. Pintade aux deux purées (céleri et pomme de terre)

. Un morceau de comté

. Soufflé au fromage

. Salade verte

. Une compote sans sucre ajouté

. Huîtres

. Bowl de millet, herbes et légumes de saison (ail, persil, dés de concombre, avocat, carottes, betteraves, radis, etc.), olives noires, huile d'olive et vinaigre de cidre

. Noix et noisettes à décortiquer

. Salade César

. Un kiwi

★ **Printemps et été**

Déjeuner	Dîner
. Salade de mesclun, tomates cerises, tomates séchées, courgettes crues, oignons nouveaux, basilic, lamelles de parmesan, œuf dur, gomasio, vinaigrette . Un morceau de pain . Salade de fraises et menthe ciselée	. Filet de poisson, thym frais et petits légumes nouveaux en papillote . Riz thaï . Un yaourt de brebis
. Salade de jeunes pousses d'épinards en vinaigrette . Moules marinières . Riz basmati . Yaourt au lait de coco	. Gaspacho de tomates . Falafels et salade verte aux fines herbes, vinaigrette . Un ramequin de fromage blanc aux pistaches et graines de lavande
. Carottes râpées à l'orange et coriandre . Filet mignon de porc à la moutarde, ail et thym . Ratatouille . Un morceau de pain . Une portion de fromage de chèvre	. Dahl de lentilles corail et riz sauvage . Une tranche de pastèque
	. Salade niçoise . Un morceau de pain . Fromage de chèvre . Un abricot
. Betteraves en vinaigrette . Brochette de dinde aux herbes . Gratin de brocolis . Une pêche	. Omelette aux fines herbes fraîches . Salade de mâche aux noix . Un morceau de pain . Une portion de comté
. Taboulé à la menthe . Fromage de feta . Salade d'ananas frais	. Salade verte . Poêlée de champignons et pommes de terre, ail, persil et herbes de Provence . Une grappe de raisin

. Une tranche de melon

. Jambon de parme

. Une tranche de pain

. Ragoût de légumes (oignon, ail, haricots verts, courgette et fines herbes)

. Un petit suisse

. Concombres à la ciboulette, gomasio et crème de soja

. Gambas à la provençale

. Purée de patate douce au cumin et gingembre

. Une nectarine

. Salade de chou bok choy émincé et de tomates pelées et épépinées, gomasio, basilic et huile d'olive

. Spaghettis aux champignons de Paris, ail, persil et parmesan

. Quelques fraises

. Un demi avocat

. Saint Jacques à la provençale et semoule de blé complet

. Une faisselle de chèvre

. Salade mixte de blettes, laitue, chou blanc émincé, tomates, dés de poires et roquefort

. Sardines grillées au four

. Courge butternut

. Quelques myrtilles

. Caviar d'aubergines et quinoa

. Cottage cheese aux framboises fraîches

. Saumon sauce soja en papillote

. Fenouil et pommes de terre nouvelles à la vapeur

. Un yaourt au lait d'amandes

. Poivrons farcis au quinoa et légumes (tomates, oignons, courgettes, ail et piment)

. Fromage blanc

. Chili con carne (à la viande ou au tofu)

. Une nectarine

. Crêpe au sarrasin aux champignons

. Salade verte

. Un kiwi

. Houmous de pois chiches sur barquettes de feuilles d'endive

. Haricots verts vapeur

. Panna cotta légère au lait de coco, vanille et agar agar

. Curry de légumes (pois chiches, petits pois frais, courgettes, oignons, poivrons, tomates, épices (gingembre, cumin, fenouil, curcuma, cardamome…), yaourt nature

. Riz safrané

. Salade de mangue

. Asperges en vinaigrette . Tagliatelles aux fruits de mer . Salade de fruits frais	. Salade de riz, thon, olives noires, poivrons, tomates, cœur d'artichaut et oignons . Une tranche de pastèque
. Salade grecque (féta, concombre, poivrons, tomates, oignon blanc, mâche et olives) . Crevettes . Un morceau de pain . Une portion d'etorki	
. Salade de carottes au cumin et à la coriandre . Poulet en croûte de sel . Une figue fraîche	
. Émincé de chou rouge et noisettes, flétan aux courgettes et herbes de Provence . Une banane en lamelles et fraises à la menthe ciselée	

Les fêtes et apéritifs

★ Les barbecues

La cuisson au barbecue est déconseillée pour votre santé car ce mode de cuisson à haute température va produire des molécules toxiques cancérigènes lors de la carbonisation des aliments. Si vous tenez à cette pratique estivale, optez plutôt pour une cuisson à la plancha ou sur une pierrade, dont les températures de cuisson sont moins élevées.

Privilégiez les poissons et les crustacés, ou à défaut évitez les viandes les plus grasses, telles que les saucisses, les merguez, les côtes de bœuf, de porc ou d'agneau, ainsi que la poitrine de porc. Il sera préférable d'opter pour du filet mignon, des brochettes de volaille ou de bœuf maigre maison, des aiguillettes de canard ou un tournedos de bœuf, par exemple.

★ Les amorces

Les amorces traditionnelles telles que les cacahuètes, olives, chips, biscuits salés, feuilletés, saucisses cocktail et autres charcuteries sont évidemment à éviter, que ce soit pour votre santé (trop de sel et de graisses), le stockage de graisses corporelles et même la soif engendrée qui pousse à boire davantage.

Version salée

. Légumes crus : bâtonnets de légumes (carottes, courgettes, concombres, cœurs de palmier), bouquets de chou-fleur, radis, tomates cerises, cœurs de bulbes de fenouil, lamelles de poivrons, morceaux de céleri-branche, champignons de Paris, etc.

. Avec une sauce maison : sauce au fromage blanc et une cuillère de tahin, sauce au yaourt et herbes aromatiques (persil, ciboulette, estragon, coriandre, basilic), crème fraîche allégée et un peu de moutarde, fromage blanc et ciboulette, sauce au tofu soyeux (voir recette*), etc.

. Piques de dés d'omelette aux épinards et à la tomate.

. Brochettes de fruits et légumes ou cubes de fromages à piquer dans un gros fruit (une demi pastèque, pamplemousse, ananas, etc.) ou légume (un demi chou rouge ou blanc, une demi grosse tomate, etc.)

. Pop-corn légèrement salé.

. Piques avec des cubes de jambon blanc ou autre viande froide, des crevettes, noix de saint jacques ou moules cuites, morceaux de hareng fumés et cornichons.

. Verrines avec crudités, taboulé maison, tzatzíki préparé en mixant tofu soyeux ou yaourt brassé et concombre, mousseline de légumes maison.

. Petits raviolis chinois cuits à la vapeur, sushis.

. Canapés légers avec du poisson fumé (saumon, truite, carpe, etc.), des œufs de truite ou de lump, une rondelle d'œuf dur sur une sauce légère, du fromage frais, des pointes d'asperges.

*(*) recette **sauce crudités au tofu soyeux** : mixer 200 g de tofu soyeux, deux cuillères à soupe d'huile d'olive, une cuillère à soupe de vinaigre de cidre, sel, poivre, ail, fines herbes ou oignon, menthe ou basilic ou coriandre, une cuillère à soupe de levure maltée (facultatif), quelques olives noires hachées.*

Version dessert pour un apéritif dinatoire

. Piques de fromage et cerneau de noix.

. Mini fromages de chèvre natures, aux herbes ou aux épices.

. Brochettes de fruits.

. Brochettes de tronçons de crêpes roulées au fromage, aux herbes ou à la compote maison.

. Verrines de fruits rouges (fraises, myrtilles, framboises, etc.), billes de melon ou de pastèque avec menthe ciselée, jus de citron et quelques pignons de pin, tapioca au lait de coco à la vanille, etc.

. Mini tartelettes aux fruits, mini éclairs et mini choux à la crème.

★ Les boissons

Faible impact sur la glycémie : eau minérale, eau pétillante nature ou aromatisée, tous les thés, cafés et décaféinés bios, thés aux essences de fruits non sucrés, thés glacés maison avec une tranche de citron, eau de coco non sucrée (en brique en magasin diététique), jus de légumes verts avec leurs fibres, Antésite.

Impact moyen sur la glycémie (selon la quantité) : vin rouge, vin blanc sec, rosé, pétillant, whisky, gin, téquila, vodka, rhum, thé kombucha (sans sucre ajouté), jus de tomate, pastèque shake (mixez quelques secondes des morceaux de pastèque pelée et épépinée avec de la glace pilée).

Évitez les cocktails qui sont plus sucrés par l'apport de jus de fruits ou autre boisson sucrée, ainsi que la bière, dont l'impact sur notre glycémie est très élevé. À défaut, choisir une bière blonde (*lager*) ou ambrée (*ale*) plutôt que brune (*stout*) ou noire (*porter*).

La quantité recommandée : deux verres de vin maximum par jour pour un homme, un pour une femme.

★ Les menus de fête

Entrées	Plats principaux	Fromages	Desserts
Coquillages ou crustacés : huîtres, bigorneaux, palourdes, crabe, langoustines, gambas, langouste, homard, brochettes de Saint-Jacques.	Dinde, chapon ou pintade rôtis accompagnés de marrons braisés ou d'une poêlée de champignons et pommes de terre vapeur, d'une jardinière de légumes, ou de fagots de haricots verts.	Plateau de fromages : un fromage de chèvre, un bleu, une pâte cuite (comté, etorki, cantal…), une pâte molle (camembert, brie, Saint Marcellin, Saint Félicien…).	**En hiver** : compotée de fruits d'hiver, papillote de pommes à la cannelle, crumble de pommes, cheese-cake avec un coulis de fruits rouges, profiteroles, omelette norvégienne, bûche glacée, crêpes légères.
Carpaccio de saumon ou poisson blanc frais.	Gibier : rôti de biche aux airelles et aux champignons sauvages, ou pavé d'autruche et purée de légumes.	Fromage en faisselle, à servir avec ou sans crème fraîche, ou avec un coulis de fruits rouges et un peu de sucre intégral.	**En été** : salade de fruits frais, mousse de fruits, sorbet, crème glacée, vacherin glacé, tarte aux fruits, île flottante, pêche melba, poire belle-Hélène.
Salade d'endives aux pommes. Salade de mâche et pignons de pin.			

Salade de jeunes pousses d'épinards et petits morceaux de roquefort.	Épaule d'agneau ou gigot avec des haricots verts ou des flageolets.	Conseil : faire l'impasse sur le dessert, ou faire une croix sur le fromage.
Salade verte et petits morceaux de gésiers de volaille ou de canard dégraissés et grillés.	Aiguillettes de canard, pommes de terre vapeur et fagots d'haricots verts.	On peut servir en accompagnement une salade verte légèrement assaisonnée.
Assiettes mixtes de légumes, jeunes pousses de salades, asperges et jambon cru ou saumon fumé ou tranche de foie gras.	Rôti de bœuf et gratin de légumes.	
	Lapin sauce chasseur et pois gourmands.	
	Rôti de porc au lait et purée de patates douces.	
Soupe de poisson ou bisque de homard (prévoir des rondelles de baguette grillées plutôt que les croûtons frits du commerce).	Pavé de saumon et tagliatelles de courgettes.	
	Dos de cabillaud au curry, riz sauvage et ratatouille.	
	Queue de lotte à l'armoricaine, riz basmati et tomates à la provençale.	
	Carry de poisson, riz basmati, achards et haricots rouges.	

À l'extérieur de la maison

Au restaurant et à la cafétéria d'entreprise

Il est conseillé de respecter l'équilibre du repas en choisissant :

. en entrée : des légumes crus (crudités avec une cuillère à soupe maximum de vinaigrette), des fruits de mer (ex. huîtres) ou des fruits frais ;

. un aliment riche en protéines : viande maigre, poisson, jambon blanc ou œufs ;

. un féculent : soit un morceau de pain, soit une petite portion de riz, pommes de terre, légumes secs (lentilles, haricots grains; etc.) ou pâtes ;

. éventuellement des légumes cuits ;

. en dessert : au choix un fruit frais, de la salade de fruits, un yaourt, un petit-suisse, du fromage blanc nature, ou comptabiliser une portion s'il y a du râpé sur l'accompagnement des protéines ;

. boisson : eau plate ou gazeuse.

Évitez les fritures, les plats avec des pâtes feuilletées, les entrées salades gavées de mayonnaise (céleri rémoulade ou salade piémontaise par exemple).

Faites l'impasse sur les cordons-bleus et autres produits panés, les croque-monsieur et évitez les desserts trop riches (mousses, pâtisseries).

Si vous devez perdre du poids, limitez les steaks hachés à une fois par semaine.

Souvenez-vous de la règle d'un seul féculent : soit pain, soit accompagnement.

Comme le dessert n'est pas une obligation et qu'il est difficile de maîtriser les différentes sauces plus ou moins riches des plats principaux proposés, il est intéressant d'apprendre à se passer de la note sucrée de fin de repas.

Les sportifs

Les sportifs veilleront avant tout à éviter l'acidification de l'organisme. Tout stress peut être une cause de surproduction de déchets acides, mais sur le plan alimentaire, cela reposera essentiellement sur l'équilibre subtil entre les apports d'aliments acides ou acidifiants, et l'apport complémentaire d'aliments basifiants et reconstituants. En effet, les déchets acides ont besoin de transporteurs basiques pour être éliminés de l'organisme, et utilisent pour cela les minéraux de l'alimentation. À défaut ou en cas d'apport insuffisant, ce sont les réserves minérales des sportifs qui seront mises à mal, entraînant des risques de blessures diverses, voire une dégradation des cartilages avec un terrain potentiellement arthrosique.

Les aliments acides ou acidifiants

Les protéines animales comme la viande, le poisson et les fruits de mer sont des acides aminés, tout comme les lipides sont des acides gras. Il ne s'agit pas de les éliminer, mais de choisir les bonnes protéines et les bonnes graisses, à la fois en qualité et en quantité, pour bénéficier du meilleur apport nutritionnel en termes de régénération cellulaire, de production d'énergie et de lutte contre les inflammations.

Tous les glucides sont acidifiants. Les pics de glycémie sont, d'une part, oxydants pour l'organisme, car la combustion des sucres par les mitochondries nécessite un apport important d'oxygène et entraîne une production importante de radicaux libres contre lesquels le corps doit fournir des antioxydants ; d'autre part, ils sont contre-productifs pour ce qui est des performances sportives, en particulier pour toute activité d'endurance qui bénéficiera davantage d'une glycémie régulière.

Il conviendra donc de supprimer les sucreries au maximum et d'équilibrer les glucides complexes comme les céréales par un apport de légumes à fibres et en choisissant des produits « complets » ou « semi-complets ». Les glucides représentent environ 50 % de la ration alimentaire d'un sportif.

De manière complémentaire, les sportifs auront un grand intérêt à connaître l'index glycémique de leurs aliments, afin de choisir le plus souvent des aliments avec un index glycémique inférieur à soixante, ou encore mieux, inférieur à cinquante.

Les laitages et les fromages : globalement acidifiants, il ne faudra pas en abuser, car ils présentent aussi de nombreux autres inconvénients sur la santé en général, surtout pour les articulations. Il vaudra mieux se limiter aux produits laitiers issus des brebis, chèvres, ou même des laits « végétaux » (riz, avoine, amande, soja, coco, etc.)

Les fruits pas mûrs, acides et les agrumes sont acidifiants, ainsi qu'une consommation excessive de fruits doux à cause du sucre.

Les aliments alcalinisants

Riches en vitamines et minéraux et porteurs de fibres essentielles à l'entretien d'un bon microbiote, les légumes verts et colorés sont globalement basifiants, à quelques rares exceptions dont la plus importante est la tomate. Cette dernière présente néanmoins un intérêt nutritionnel pour sa richesse en antioxydants, vitamines A et C (crue) et en lycopène (cuite) et doit être consommée de préférence pelée et épépinée.

Les fruits oléagineux sont d'excellentes et importantes sources de minéraux, vitamines et acides gras essentiels. Ils sont alcalinisants et pratiques à transporter pour les sportifs : amandes, noix de Grenoble, de Cajou, du Brésil, pécan, noisettes, etc.

Les fruits frais sont alcalinisants, sauf les agrumes et les fruits acides ou pas mûrs. Les variétés les plus douces seront à recommander pour ce qui concerne les pommes (éviter les Granny ou Clochard).

Les fruits secs comme les raisins secs, les pruneaux, les figues, les dattes ou les abricots sont des apports de sucre très concentrés. Il faut les choisir de qualité biologique et il est conseillé de les faire tremper la veille pour les réhydrater et déconcentrer le sucre.

Les légumineuses sont soit acidifiantes (petits pois, lentilles, pois chiches), soit basifiantes (haricots blancs, soja, fèves). Ce sont de bonnes protéines végétales et les associer avec des légumes permettra de rétablir l'équilibre en cas de doute.

Petit-déjeuner

. Thé vert au gingembre, ou infusion selon le goût
. Cottage cheese ou œufs entiers (brouillés, en omelette, au plat, durs, pochés, etc.) ou blancs d'œufs (cuits)
. Flocons d'avoine dans du lait d'amandes ou autre lait végétal
. Éventuellement une banane un peu verte

Déjeuner et dîner
À adapter en fonction des entraînements, du type d'exercices, de la durée et de l'intensité

. Crudités
. Céréales (riz complet, pâtes complètes, etc.), protéines animales (viande, poisson et fruits de mer, œufs) ou végétales (légumineuses comme les haricots rouges, les lentilles et les champignons) et un légume cuit en complément (optionnel après les crudités, sinon impératif).
. Les pains ont généralement un index glycémique élevé. Pour les inconditionnels du pain, il sera préférable d'opter pour un pain de seigle ou le pumpernickel (pain noir allemand).
. En option : un yaourt (de lait végétal, de brebis ou de chèvre) ou du fromage (frais ou sec, de brebis ou de chèvre). À compléter par quelques graines de chia pour les fibres si besoin.
. Fruits frais de saison, salade de fruits frais ou compote. Éviter les sucres rapides avant l'effort.
. Le choix des graisses est essentiel afin d'aider le système hormonal à produire des hormones anti-inflammatoires (prostaglandines), que ce soit pour les huiles d'assaisonnement (olive, colza, noix…) ou dans les aliments, comme les poissons gras à consommer trois fois par semaine pour leurs oméga-3.

Boisson : il vaut mieux éviter l'alcool, le café, le thé noir et le cacao. L'eau plate et gazeuse sont les boissons à privilégier, à raison d'au moins 1,5 litre à 2 litres par jour. Un complément en électrolytes pourra être envisagé en fonction des efforts. Au-delà de 60 à 90 minutes d'exercice, une supplémentation à 6% de glucides (15g de glucides et 0,24g de sodium pour 240 ml d'eau) tous les quarts d'heure peut être appropriée sans provoquer les problèmes intestinaux inhérents à l'excès de sucre pendant l'effort.

En période d'entraînement ou de compétition, afin d'assurer un apport nutritionnel supérieur suffisant, il vaudra mieux fractionner en plusieurs petits repas afin de maintenir une glycémie stable.

La récupération est aussi très importante. Après l'effort, pensez à boire pendant les douze heures suivantes et manger salé (soupe, sauce de soja…). Il faudrait consommer de 1g à 1,5g d'hydrates de carbone par kg de poids dans les 15 minutes après l'effort, puis toutes les deux heures pour les quatre à cinq heures suivantes. Afin d'éviter l'augmentation du taux de cortisol, qui entraînerait une inflammation, la synthèse de glycogène sera améliorée en combinant protéines et glucides avec un rapport glucides / protides de 3 / 1.

Les sportifs occasionnels du week-end

Sur le plan nutritionnel, les sportifs occasionnels ne se distinguent pas du reste de la population. Cependant, en prévision d'un week-end sportif chargé, ou d'une épreuve soutenue, ils devront :

. la veille au soir, composer leur dîner en incluant des sucres lents : une assiette de pâtes ou semoule complètes, en évitant les excès d'alcool et le manque de sommeil ;

. le matin, prendre un petit-déjeuner avec du pain de seigle ou du pumpernickel, un fruit, et boire beaucoup d'eau (jusqu'à 500 ml deux heures avant l'épreuve), et penser à boire régulièrement pendant toute l'épreuve, ainsi que pendant les douze heures suivantes. Pour les tournois ou randonnées qui peuvent durer, il sera opportun de prévoir quelques fruits secs et oléagineux.

La femme et le bel âge

Les périodes de la ménopause et de la périménopause sont des périodes potentiellement compliquées pour un grand nombre de femmes. Sans énumérer tous les troubles « dus à l'âge » ou aux modifications hormonales, les plaintes les plus entendues sont les problèmes de sommeil, de fatigue, de prise de poids et de bouffées de chaleur.

Les conseils donnés ici sont en réalité valable tout au long de la vie d'une femme, mais leurs effets seront d'autant plus importants sur sa santé à cette période de la vie.

De nombreuses recherches ont montré l'influence des pics de glycémie sur le stockage des graisses, la production d'énergie, mais aussi sur les migraines et les insomnies. Diminuer les apports de sucre à tous les repas sera donc une des priorités d'optimisation de la santé. Dans cette optique, il faut souligner également que la pratique d'un exercice physique régulier et modéré, s'il n'est pas encore rentré dans l'hygiène de vie, permettra d'augmenter l'efficacité du rééquilibrage alimentaire.

Petit-déjeuner : adopter une nouvelle routine « salée » et abandonner le pain beurre, confiture et toutes viennoiseries. Cela permettra d'éviter les fringales du milieu de matinée, liées au pic d'insuline consécutif à l'excès de sucre ingéré au petit-déjeuner, et qui amènent invariablement à consommer encore… d'autres sucres.

Déjeuner et dîner : le mieux est de se désaccoutumer du goût du sucré, en commençant par apprendre à se passer de dessert. Ce n'est pas la peine d'en faire un interdit, simplement se rappeler que le dessert est un plus « plaisir » non indispensable, et donc se l'accorder raisonnablement dans un moment particulier comme le repas du dimanche avec les amis ou la famille, et s'abstenir lors des autres repas. Par ailleurs, la prise de poids a tendance à se loger particulièrement sur le tour de taille et se passer de féculents un repas sur deux (soit au déjeuner, soit au dîner) limitera, voir inversera cette tendance, à condition de ne pas compenser sur une augmentation de graisses cuites, mais plutôt sur des légumes à fibres, de préférence crus, et de protéines de qualité pour abaisser la charge glycémique et éviter les pics d'insuline qui participent à la fabrication de cette graisse abdominale.

Par exemple :

Déjeuner	Dîner
. Salade de concombre au basilic et à l'huile d'olive	. Salade verte, huile de noix et vinaigre de cidre
. Blanc de poulet rôti (sans la peau)	. Filet de poisson en papillote
. Haricots verts aux herbes de Provence	. Riz safrané à la cardamome (environ 50g pesé cru pour le riz et les pâtes ou autre céréale)

Allergies et intolérances

L'histamine est une molécule, appelée amine, capable de modifier la réaction de tolérance de notre système immunitaire. En cas d'allergie, elle va provoquer une réaction inflammatoire au niveau du système respiratoire, cutanée, digestive ou même articulaire. Elle est produite par l'organisme en réaction à la production d'anticorps à l'allergène incriminé, mais elle peut aussi venir de l'alimentation. Les réactions inflammatoires peuvent également venir d'un excès d'histamine dans les tissus de l'organisme, dû à une mauvaise élimination de la molécule par un enzyme DAO déficient.

Dans de nombreux cas, il vaudra mieux éviter complètement les produits laitiers de vache. Les allergies alimentaires et / ou les intolérances aux produits laitiers produisent des anticorps qui peuvent encombrer certains récepteurs cellulaires. Les produits laitiers de chèvre et de brebis sont en général mieux tolérés, sauf en cas de maladie auto-immune.

Une partie de l'histamine est produite par les bactéries qui vivent dans certains aliments comme les aliments fermentés, la charcuterie et les vieux fromages.

Certains probiotiques, comme de nombreuses espèces de *Lactobacillus*, en produisent également. Enfin, certaines bactéries de l'intestin en produisent en grande quantité.

Le système immunitaire produit lui-même de l'histamine en réponse au stress, ainsi qu'à des dangers potentiels représentés par certains aliments chez les personnes allergiques ou intolérantes. Par conséquent, il sera recommandé, dans un premier temps, d'éliminer **les aliments et boissons riches en histamine.**

Liste des plus courants :
- . les fromages affinés (vieillis) ;
- . l'alcool (de toutes sortes, mais surtout le champagne et le vin rouge) ;
- . le bouillon d'os ;
- . le chocolat ;
- . les agrumes et fruits d'agrumes (excepté le citron, qui est bien toléré en général);
- . la charcuterie : saucisson, certains types de saucisses, le corned beef, le pastrami (bœuf fumé) et autres ;
- . les fruits secs ;
- . les aliments fermentés (y compris le yaourt, la crème fraîche, le kéfir, la choucroute crue, le kimchi, les cornichons et les légumes fermentés) ;
- . le poisson pas assez frais, surtout fumé ou en conserve ; certains types de poissons frais (anchois, maquereaux, thon) surtout quand ils sont crus (comme dans les sushis), les crevettes, les mollusques, les sauces et soupes de poisson, les œufs de poisson, le tarama et le surimi. Attention aux contaminations croisées de source alimentaire (produits de l'industrie alimentaire) ou non alimentaire (baumes et brillants pour les lèvres, alimentation animale) ;
- . les jus de fruits ;
- . les aliments acidifiés (par exemple les aliments marinés dans du jus de citron ou d'orange) ;
- . les tomates quand elles sont crues (les cuites conviennent en général) ;
- . les épinards ;
- . les vinaigres (bien que quelques personnes supportent bien le vinaigre de cidre biologique non filtré) ;

L'enzyme DAO (Diamine Oxydase) agit sur le métabolisme de l'histamine en la dégradant. Une variante épigénétique du DAO, une pathologie ou la prise de certains médicaments peuvent entraîner une déficience en DAO. Les deux principaux nutriments dont l'enzyme DAO, a besoin pour fonctionner correctement sont le calcium et le cuivre :

Calcium : chou kale, brocoli, cresson, graines germées et haricots grains, fromage faible en histamine (de chèvre ou de brebis), chou chinois, okra (gombo), amandes.

Cuivre : foie de bœuf, graines de tournesol, lentilles, amandes, asperges, navets.

Il est recommandé d'adopter une alimentation qui permette de maintenir l'équilibre acido-basique afin de limiter les états pré-inflammatoires. Pour cela, il faut s'assurer d'un apport quotidien de légumes (dans l'idéal à feuilles vert foncé) et d'aromates associé aux protéines et céréales à chaque repas.

Pour les femmes : vérifiez votre taux d'œstrogènes, particulièrement si vos symptômes liés à l'histamine empirent au moment de l'ovulation (donc 10 à 14 jours avant vos règles). Un niveau élevé d'œstrogènes peut favoriser le déclenchement de sécrétion de plus d'histamine. Assurez-vous de suivre les suggestions d'équilibrage du niveau d'œstrogènes : optimisez votre poids et mangez plus de betteraves, carottes, oignon, artichauts, pissenlits, radis et légumes crucifères (brocoli, chou-fleur, chou kale, choux de Bruxelles, et chou vert, sauf en cas d'hypothyroïdie car ces derniers interfèrent dans l'absorption de l'iode).

L'alimentation hypotoxique

Depuis Hippocrate, de très nombreux chercheurs et médecins ont choisi de traiter de nombreuses pathologies en considérant d'abord ce qui entre et sort dans le corps pour le construire et lui permettre de fonctionner de manière optimale. Les maladies auto-immunes, fléau en constant développement de nos sociétés modernes, de notre point de vue, doivent aussi être abordées du point de vue de l'alimentation. Les Dr Kousmine, Seignalet et Fievet, pour ne citer que les plus connus, et tant d'autres, ont démontré l'intérêt de s'en tenir à une alimentation vivante, la moins « encrassante » possible pour l'organisme, mais aussi puissamment anti-inflammatoire, afin de libérer toute la vitalité nécessaire au rétablissement de la santé.

En pratique, ces conseils sont encore plus personnalisés en fonction de tous les paramètres de chaque personne, mais nous avons pu observer de nombreuses améliorations de vitalité en suivant simplement les règles générales.

Les règles générales : supprimez, évitez, limitez tout ce qui est toxique ou difficile à traiter pour le système digestif. Évitez de manger au même repas des féculents et de la viande.

Évitez, supprimez :
- tout produit transformé par l'industrie alimentaire, les conserves, les plats cuisinés à réchauffer au micro-ondes ;
- les cuissons à fortes températures, faire fumer les huiles ;
- les poissons près des côtes ;
- les sucreries, le sucre dans le café ou les infusions ;
- les boissons sucrées et édulcorées (aspartame, acésulfame et autres), tout jus de fruit et soda du commerce, la bière, les alcools.

Limitez :
- . la charcuterie (seulement crue, de qualité), une fois par semaine maximum ;
- . les produits fumés ;
- . les surgelés (seulement produits naturels, non assaisonnés) ;
- . la cuisson des légumes avec une matière grasse ;
- . les frites, qui seront cuites au four (une fois par quinzaine) ;
- . la viande : volaille 3 fois par semaine (sans la peau, labellisée de préférence), les autres animaux 2 fois par semaine (en tartare, bourguignon, carpaccio) ;
- . le poisson : 3 fois par semaine (plutôt colin, cabillaud, morue, julienne, Saint Pierre, plutôt moins pollués, ou poissons des mers froides : flétan, hareng, saumon, maquereau, sardine) ;
- . le vin bio, un verre par jour.

Privilégiez :
- . les aliments biologiques chaque fois que possible ;
- . légumes et fruits frais, variés, de saison, les produits de qualité biologique, fermiers, les légumineuses, les huiles de première pression à froid et vierges, variées (olive, colza, noix), les fines herbes, les épices et les aromates, les céréales sans gluten, les laits végétaux, ou à défaut des produits laitiers de petits animaux (chèvres, brebis) ;
- . crudités à chaque repas (en cas de ballonnements, prendre plus de légumes cuits plus digestes) ;
- . un œuf par jour ;
- . les oléagineux (les différentes noix et graines) et les fruits secs, de préférence réhydratés ;
- . pas de cuisson ou peu de cuisson (on préférera une omelette baveuse par exemple) ;
- . le miel et le chocolat très noir, avec modération, la confiture maison (avec un peu de rapadura, sucre intégral) à consommer dans la semaine ;
- . composez des salades mixtes : légumes, fruits, aromates, surtout le soir (on dort mieux).

Le matin : débarrassez-vous du pain beurre confiture. Prenez du lait de soja, d'amandes, de châtaigne ou de quinoa ou une infusion. Ajoutez un œuf mollet au petit déjeuner. De temps à autre, des galettes de sarrasin ou de riz (vérifiez la composition). Un peu de compote ou de fruit (frais ou cuit).

Dans un bol

. Yaourt au soja nature, ou yofu, ou autre yaourt végétal à volonté
. Une cuillère à café de sirop d'érable, de palme, d'agave, de rapadura, ou de miel
. Une banane (bien mûre si possible)
. Des fruits secs
. Des amandes, noix, noisettes, pignons, etc.
. Le jus d'un citron ou une cuillère à café de vinaigre de cidre
. Une cuillère à café d'huile d'olive
. Plusieurs autres morceaux de fruits
. Éventuellement des flocons de soja ou quinoa ou du muesli sans gluten.

Idées de menus

. Radis	. Salade de sucrine
. Filet de loup aux artichauts	. Omelette aux oignons et poivrons
. Salade de fruits frais	. Compote de pommes
	. Amandes
. Céleri rémoulade	
. Escalope de dinde	. Salade de betteraves cuites
. Riz aux champignons	. Harengs avec pommes à l'huile
. Pêche	. Fraises
. Carottes râpées	. Chou-fleur en vinaigrette
. Lentilles et quinoa	. Carpaccio de saumon
. Yaourt au soja	. Haricots verts aux herbes de Provence
. Framboises	

- Salade d'agrumes (salade verte, oranges, pomelos, grenades)
- Gambas persillées
- Riz au curry

- Salade de haricots coco, tomates et cornichons
- Lapin à l'ail, aux courgettes et herbes de Provence

- Concombre crème de soja et gomasio
- Lapin à l'ail, aux courgettes et herbes de Provence
- Gratin de figues aux pignons

- Un demi avocat
- Poulet rôti
- Tian de légumes

- Salade verte
- Petits pois à la française et dés de tofu fumé
- Compote

- Salade chou émincé (rouge et blanc)
- Galettes végétariennes (pois chiches et quinoa, épices et herbes)
- Salade de fruits frais de saison

- Salade d'endive aux pommes et noix
- Poisson en papillote et julienne de légumes

- Salade d'endives
- Sardines et pommes de terre
- Ananas

- Salade de mâche et jeunes pousses
- Lasagnes sans gluten à la ratatouille et aux champignons
- Yaourt de brebis

- Salade de mâche
- Falafels
- Poire et noix

- Œuf poché
- Carottes Vichy
- Riz sauvage
- Kiwi

- Tzatzíki
- Tajine d'agneau et fruits secs
- Quinoa

- Salade exotique (laitue, haricots rouges, ananas, papaye)
- Gratin de butternut
- Yaourt de chèvre

- Chou rave râpé
- Risotto aux champignons
- Flan végétal

. Salade jeunes pousses d'épinard
. Boudin noir
. Purée de patates douces au cumin

. Salade de cresson
. Blanquette de veau (crème de soja)
. Fondant au chocolat

. Asperges vinaigrette
. Pâtes sans gluten
. Sauce bolognaise végétarienne

. Salade verte
. Quiche végétarienne
. Nectarine

. Panais râpé
. Filet de poisson
. Gratin de butternut

. Salade de fèves à la ciboulette
. Truite aux amandes
. Épinards
. Fraises

. Choucroute de poisson

. Poireaux vinaigrette
. Pain de poisson

XI
Votre routine de nettoyage interne

. Établissez une routine de détoxication pour votre corps et votre maison.

. Suivez des pratiques de mouvement intentionnel et connectez-vous aux rythmes de la nature.

. Engagez-vous dans la réduction du stress et des techniques de guérison émotionnelle qui transformeront les émotions difficiles qui sous-tendent vos addictions à la nourriture et vos troubles de santé physiques.

. Établissez une routine de détoxication. La détoxification ne nécessite pas de protocoles élaborés, de laxatifs ou de considérer le corps comme intoxiqué et en attente d'une purge. En réalité, elle se déroule déjà dans chaque cellule de votre corps, à tout moment. Il faut simplement arrêter d'ajouter une charge excessive d'aliments biologiquement incompatibles et de substances chimiques à celui-ci, et soutenir doucement les systèmes ingénieusement destinés à éliminer les déchets naturellement, ce qui inclut des actions aussi simples que boire suffisamment d'eau et **bouger** tous les jours.

. Favorisez un bon transit intestinal. Le corps a été conçu, de l'intérieur, pour bouger. Le péristaltisme intestinal, qui assure la régularité appropriée et l'écoulement de notre système lymphatique, essentiel pour la détoxification, requiert un mouvement quotidien. Un changement dans notre modèle alimentaire peut provoquer un recâblage neurobiologique, moyennant quoi les fringales et schémas habituels de consommation seront neutralisés et annulés par la pharmacopée interne la plus glorieuse du monde - votre propre cerveau et système endocrinien. Le mouvement quotidien facilitera le mouvement des toxines et des substances toxiques à travers et hors du corps tout en cassant le cycle de l'addiction. La sensation de plaisir ou de stimulation à partir des aliments n'agira plus comme un substitut pour des besoins émotionnels profonds ou des désirs non résolus.

> Un simple nettoyage intestinal peut amorcer le processus. Et cela ne signifie pas que vous aurez besoin d'employer des kits de nettoyage élaborés ou des protocoles héroïques. Parfois, la meilleure approche est simplement de choisir des aliments qui ont des propriétés à la fois nutritives et d'élimination. Ces aliments comprennent la plupart des fruits et des légumes, les meilleurs nettoyeurs et nutriments de la nature. En plus, éliminer le blé, les produits laitiers, le maïs et le soja, qui sont tous utilisés pour produire des adhésifs industriels, réduira grandement la constipation dans la plupart des cas.

. Vous pouvez aussi favoriser l'élimination avec les suggestions suivantes :

. citrate de magnésium (commencez avec 100 mg – 200 mg par jour et augmentez de 200 mg par jour jusqu'à votre tolérance intestinale, par exemple jusqu'à avoir un transit intestinal régulier, sans effort) ;

. papaye (choisissez toujours "biologique" car la plupart des papayes conventionnelles sont génétiquement modifiées et contiennent des résidus de pesticides) ;

. graines de lin broyées ou moulues (trois cuillères à soupe par jour) ;

. une formule de nettoyage intestinal avec du psyllium associée à beaucoup d'eau pendant et après la supplémentation, parce que le psyllium peut absorber jusqu'à 100 fois son poids en eau ;

. de l'eau propre (de préférence eau de source en bouteille de verre, mais l'eau filtrée par osmose inverse avec des minéraux ajoutés convient aussi) ;

. un bon probiotique dont la chaîne du froid a été respectée jusqu'au magasin où vous l'achetez (la chaleur peut tuer ces souches) et / ou des aliments fermentés.

Mécanismes de soutien supplémentaires du transit intestinal

. Course quotidienne (utiliser des chaussures sans dénivelé / zéro drop ; c'est-à-dire que le talon a la même hauteur que la plante du pied).

. Marche quotidienne (particulièrement après un repas, une marche peut grandement faciliter la digestion et l'élimination).

. Yoga quotidien (ce n'est pas seulement pour les bénéfices physiques ; c'est pour apprendre à se sentir à l'aise avec ses inconforts, ce qui a des effets positifs dans tous les autres domaines de votre vie).

. Transpiration (par exemple avec des saunas sous les hautes latitudes, des technologies infrarouges ou la consommation de gingembre frais).

. Brossage de la peau (un procédé d'utilisation d'une brosse avec des poils rigides pour exfolier les cellules cutanées mortes et favoriser le flux sanguin).

Une détoxication alimentaire hebdomadaire qui fonctionne pour vous

Une fois par semaine, pratiquez une forme de restriction calorique, même s'il s'agit seulement de sauter le petit-déjeuner un matin. Ne le faites pas si vous sentez que vous avez vraiment faim ; retenez-vous plutôt de manger strictement selon vos habitudes. Si vous êtes déterminé(e) et que vous ne vous sentez pas privé(e) par votre propre discipline intérieure, cela permettra à vos organes de se reposer afin que votre corps puisse se concentrer sur le nettoyage et la régénération interne.

Si vous vous sentez à l'aise avec les pratiques suggérées ci-dessus, vous pouvez essayer une monodiète d'un jour avec des pommes, cuites ou crues, ou vous tourner vers des techniques de jeûne plus avancées. Si vous ne vous sentez pas capable de suivre un jeûne avancé, un mini jeûne entre le dîner et le déjeuner le jour suivant vous sera déjà utile.

Considérez le concept du petit-déjeuner comme « casser le jeûne » (« *breakfast* » en anglais). Ne pas manger pendant douze heures, du dîner au petit-déjeuner, est une forme de jeûne, et le casser chaque matin est en fait une partie normale de notre cycle métabolique quotidien. Comme il était normal d'expérimenter autrefois des cycles d'abondance suivis de famine, les formes de vie se sont adaptées à ce cycle des saisons pendant des millions d'années, et nos corps ont évolué pour tirer bénéfice de jours occasionnels sans nourriture. Et comme nos corps ont des sources alternatives d'énergie et des matières disponibles directement depuis le vide quantique, jeûner peut être défini comme un acte d'auto-privation intentionnelle qui réoriente nos besoins corporels vers une source de subsistance qui est invisible, mais non moins réelle.

Chapitre 2
Le sommeil

Il est essentiel de se coucher et de se réveiller en adoptant une routine fixe afin de maintenir un sommeil des plus récupérateurs. L'heure de coucher idéale se situe vers 22h30. Si vous vous couchez bien plus tard, commencez par aller au lit plus tôt d'une demi-heure chaque nouvelle soirée.

La qualité du sommeil peut également s'améliorer. Les conseils ci-dessous, associés entre eux, peuvent permettre d'atteindre cet objectif.

. L'écart entre la fin du dîner et l'heure du coucher doit être d'environ trois heures. Lorsqu'un ressenti de faim dérange l'endormissement, il sera envisagé de prendre un petit encas une heure avant le coucher, en l'occurrence juste quelques bouchées de restes du repas du soir suffisent. Le rituel de boire une tisane chaude une heure ou plus avant le coucher avec des plantes apaisantes et sédatives (tilleul, valériane, camomille, passiflore, mélisse, aubépine, lavande…) peut aussi contribuer à calmer l'excitation de la journée.

. Il est recommandé de ne plus boire de caféine après 14h. Idéalement, il est même possible de ne plus en boire du tout.

. Il faut arrêter toute activité électronique au moins une heure avant le coucher, et mettre les téléphones en mode avion jusqu'au matin. Pour rester joignable ponctuellement par une personne en particulier, il est possible de paramétrer le mode « ne pas déranger », afin de dormir en toute sérénité.

. Il peut être utile d'installer un filtre à lumière bleue sur les ordinateurs, téléphones, et tablettes, car elle entraîne une modification du rythme circadien en bloquant la production de mélatonine (l'hormone qui régule notre sommeil). Toutefois, ces filtres ne protègent pas vos yeux à 100%, et le plus important à retenir est d'interrompre l'activité sur ces écrans pour se préparer à un bon sommeil.

. Toutes les veilleuses doivent être éteintes.

. Les fenêtres doivent être un peu ouvertes pour avoir de l'air frais. Il vaut mieux ajouter une couverture chaude en cas de frilosité.

. Toutes les sources de lumière de la rue ou des voisins doivent être occultées. Dormez avec un masque sur les yeux quand ce n'est pas possible.

. Ronfler ou respirer par la bouche est mauvais pour dormir de manière ininterrompue toute la nuit, mais cela dégrade aussi le gène NOS3. Dans ce cas, il serait approprié d'en parler à un dentiste ou au médecin.

. Il est déconseillé de prendre des vitamines avant d'aller se coucher. Les compléments comme la tyrosine et d'autres stimulants phytothérapiques peuvent nuire au sommeil.

. Il faut continuer de rapprocher l'horaire du coucher vers 22h30 pour se rapprocher harmonieusement du rythme naturel des cycles du soleil.

. L'habitude de lire avant de se coucher aide à passer d'un état d'esprit hyperactif à un état plus calme et concentré, à condition que le livre ne soit pas trop stimulant, et d'éteindre la lumière dès que le sommeil se fait sentir.

. Écouter de la musique relaxante peut apaiser le système nerveux et l'esprit. De nombreux appareils ou applications proposent toutes sortes de musiques ou sons de la nature adaptés au coucher.

. Se lever avec le soleil est particulièrement bénéfique, en permettant à la lumière d'inonder la chambre chaque matin. L'ouverture de certains volets électriques peut être programmée (si vous avez besoin de les fermer pour être dans le noir le soir). Si ce n'est pas possible, en fonction des saisons ou d'autres facteurs de vie, il existe des réveils avec simulateur d'aube pour aider à créer le lever du jour.

La plupart des personnes atteignent le meilleur des sommeils en restant autour de sept à neuf heures endormies. Quand le corps manifeste qu'il a besoin de repos, il est sage d'écouter.

Chapitre 3
L'exercice physique

Sans exercice quotidien, les produits de déchets métaboliques, les toxines, ainsi que les substances chimiques toxiques ne peuvent pas être éliminées de notre corps. L'exercice quotidien restaure l'équilibre du corps et du système nerveux et nous connecte à la nature, ses rythmes énergétiques et ses champs électromagnétiques.

Au moins 30 minutes d'activité intense par jour sont essentielles pour favoriser une bonne régénération cellulaire. Une étude publiée dans *Advances in Experimental Medicine and Biology* a montré que l'exercice induit une vague de microARNs modifiant les gènes, fournissant une explication moléculaire pour les incroyables bienfaits de l'exercice pour le cœur.

Les modes de vie sédentaires et routiniers forment le lit de l'épuisement et de la déprime, entraînant un sentiment d'impuissance sur le corps et la destinée. Au contraire, l'exercice donne une occasion de reprendre les rênes et de bouger intentionnellement et délibérément. Se fixer un objectif et l'accomplir peut générer une sensation viscérale de responsabilisation profonde et de valorisation de soi.

Il y a de nombreuses formes de mouvement intentionnel qui produisent des bienfaits physiques et psychiques. C'est à chacun de trouver ce qui lui convient, de l'entraînement en intervalles de haute intensité (HIIT) à la danse ou au yoga. Varier les activités les rend plus intéressantes et permet de renforcer l'organisme sur divers plans : de la marche à la musculation, en passant par le vélo et les sports collectifs.

Il est préférable de commencer le sport quand on est jeune, mais il n'est jamais trop tard pour commencer et les bienfaits sont toujours à venir.

Le mouvement intentionnel aide à conserver une bonne santé musculaire et articulaire et à rester mince, mais ce qui est encore plus essentiel, c'est qu'il participe au nettoyage du système lymphatique. Le système lymphatique n'a pas de pompe et ne peut pas se détoxifier sans mouvement. Bouger renforce aussi l'élimination (transit intestinal), ce qui est nécessaire pour nettoyer son intérieur. Et la transpiration expulse les toxines et les substances chimiques accumulées persistantes qui endommagent et tuent les cellules.

L'activité physique réduit le stress oxydatif et l'inflammation. Cependant, faire trop d'exercice peut favoriser le stress oxydatif, et forcer de manière chronique (surentraînement) peut se révéler très nocif. L'exercice régulier d'intensité modérée améliore le ratio antioxydants / radicaux libres pour une meilleure santé de nos cellules.

Par exemple, une activité modérée d'endurance (aérobie) de 45 minutes, trois fois par semaine est extrêmement bénéfique. On peut obtenir le même résultat avec un entraînement fractionné de haute intensité (HIIT), qui alterne de courtes périodes d'activité très intense et des plages de repos, sur le week-end par exemple.

De récentes recherches montrent que des périodes très courtes de HIIT peuvent énormément augmenter le métabolisme du glucose et produire des effets immédiats. C'est aussi la méthode d'exercice efficace pour réduire la graisse abdominale pour les femmes obèses avec un syndrome métabolique.

Un exemple de séance de HIIT - pour une remise en forme cardiovasculaire basique, utilisez un vélo statique ou une machine cardio, ou nagez.

Durée	Intensité
10 minutes	Échauffement
30 secondes	Effort à fond
4 minutes	Rythme de récupération (très lent)
30 secondes	Effort à fond
4 minutes	Rythme de récupération (très lent)
30 secondes	Effort à fond
4 minutes	Rythme de récupération (très lent)
30 secondes	Effort à fond
4 minutes	Rythme de récupération (très lent)
5 à 10 minutes	Relaxation

Les exercices de résistance (anaérobies) ne produisent pas les mêmes résultats sur les télomères mais présentent d'autres intérêts pour la santé.

Le surentraînement correspond à un déséquilibre entre temps d'entraînement et temps de repos et de récupération. Il arrive quand on ne donne pas au corps ce dont il a besoin : assez de repos, d'alimentation et de sommeil. Le stress psychologique peut aussi exercer une influence. Les signes avant-coureurs sont la fatigue, l'irritabilité, les troubles du sommeil et une vulnérabilité aux accidents et aux maladies.

Même si votre emploi du temps est surchargé et que vous vous sentez trop épuisé(e) pour un entraînement intensif, trouvez un moyen pour faire un peu d'activité physique. Si vous avez une vie stressante, faire de l'exercice n'est pas simplement bon pour vous, c'est indispensable.

Faire quelque chose, c'est toujours mieux que rien. Il est toujours préférable de marcher autour du pâté de maison que de rester assis dans le canapé, et c'est mieux de choisir les escaliers plutôt que l'ascenseur. L'exercice, ou le mouvement intentionnel, de n'importe quelle sorte, aide le corps à utiliser l'énergie stockée. Cela augmente le nombre de récepteurs à insuline dans les muscles, ce qui permet au glucose sanguin d'être délivré aux cellules pour fournir de l'énergie, et cela peut libérer des hormones et des neurotransmetteurs qui aident à réfréner l'appétit.

En plus de formes plus intenses d'exercice, souvenez-vous de vous connecter régulièrement à la nature. Passer du temps dehors est essentiel pour soutenir votre santé. L'air, le soleil, et la mise à la terre sont intensément thérapeutiques et régénérateurs, particulièrement associés avec une pratique de mouvement intentionnel :

. exposer le corps à tout le spectre de lumière du lever au coucher du soleil aide à restaurer le rythme circadien ;

. pratiquer une photobiomodulation naturelle en se libérant des écrans solaires, des vêtements couvrants, et des lunettes de soleil (en étant prudent de ne pas se surexposer durant les heures les plus intenses du milieu de journée) et consommer de la chlorophylle au quotidien (herbes, légumes verts et légumes à feuilles, frais et crus) participe à maintenir une protection solaire interne et permet au corps de cultiver la lumière solaire pour renforcer la fonction mitochondriale ;

. se mettre à la terre permet de se décharger en flux électromagnétique dans le corps.

Les saunas ne sont pas un substitut à l'exercice, mais ils confèrent aussi les bienfaits de nettoyage profond grâce à la sueur.

Enfin, il est conseillé de développer une pratique respiratoire ou un exercice impliquant un effort significatif pour tirer l'énergie (prana, chi…) de l'environnement. S'accorder un temps de méditation ou de prière au petit matin est un cadeau quotidien pour installer les bases d'une stabilité du système nerveux qui accompagnera toute la journée avec une plus grande équanimité et résilience. Commencer par prendre simplement conscience de sa respiration amène, très tranquillement, à apprendre une meilleure concentration sur l'instant présent. Dix minutes par jour, divisées entre le matin et le soir, aideront à s'apaiser et à atténuer la souffrance émotionnelle. Se poser avec une intention claire permet de désencombrer l'esprit et réaliser ses objectifs et rêves avec patience et discernement. La méditation est aussi une forme de métabolisme psychique, sans laquelle de nombreuses expériences de vie, y compris les plus difficiles, pourraient ne jamais être digérées et se manifester dans des maux psychosomatiques divers et variés.

Chapitre 4
La gestion du stress

Même si le mot stress est parfois devenu synonyme d'anxiété, il convient de prendre en compte toutes les sources de stress, qu'elles soient physiques ou émotionnelles :

. **Le stress physique**, tel qu'un déséquilibre du taux de sucre sanguin, une infection, des mycoses, une CBCG (colonisation bactérienne chronique de l'intestin grêle, aussi appelée SIBO), hyperperméabilité intestinale, une inflammation chronique ou quoi que ce soit qui crée un stress physique sur le corps – y compris une respiration superficielle inadaptée.

. **Le stress émotionnel**, tel qu'une surcharge de travail, à la maison ou dans votre vie personnelle, qui crée des tensions émotionnelles durables.

D'un point de vue évolutif, les émotions nous ont aidés à apprendre à survivre. Nous ne pouvons pas vraiment les contrôler, mais nous pouvons apprendre à contrôler notre réponse aux émotions, en les observant, en les reconnaissant, et en transformant nos expériences de manière libératrice. La pensée positive ne doit pas être une façade. L'identification et l'expression des émotions constituent une part essentielle de la guérison du corps et de l'esprit. Nous portons la responsabilité de notre bien-être et de notre capacité à traiter ces trois piliers : esprit, corps et santé.

. **Sortez de chez vous** : allez marcher, faites du sport, rencontrez des amis, ou admirez simplement la beauté autour de vous, si possible en contact avec la nature. En été, passez quinze minutes par jour au soleil en exposant votre peau sans écran solaire. Au-delà, bien-sûr il est recommandé de se protéger en cas d'une exposition solaire plus importante.

. Adoptez une routine simple et confortable cinq minutes par jour. La séquence de yoga de la salutation au soleil est parfaite, surtout pour commencer la journée.

. **Respirez profondément :** concentrez-vous sur votre respiration. Respirez seulement par le nez à un rythme lent et calme. Observez si vous retenez votre respiration, ronflez, baillez, ou respirez par la bouche, et modifiez volontairement votre respiration. Vous devriez sentir l'air pénétrer lentement dans votre nez et puis sortir lentement. Quand les gens sont stressés, une réaction courante est de respirer plus vite et plus superficiellement depuis la poitrine, plutôt que lentement et profondément jusque dans le ventre. Travaillez à inverser ce schéma pour continuer à respirer profondément et lentement même quand vous êtes stressé. C'est un merveilleux réducteur du stress et cela vous permet aussi de mieux vous concentrer et de penser plus clairement.

Voici un exercice simple de cinq minutes que vous pouvez faire en cas de stress ou d'anxiété, de mains et pieds froids, de difficulté à se détendre, ou de bouche sèche. Pratiquez cet exercice simple pour relancer votre circulation et créer un état d'esprit calme :

> *Alors que vous êtes assis(e) dans une position redressée, ou que vous êtes allongé(e) à plat sur le dos, posez une main sur votre poitrine et une sur votre ventre, afin de pouvoir sentir vos mains bouger. La main sur votre ventre devrait bouger en premier, suivie par la main sur votre poitrine. Concentrez-vous seulement sur votre respiration. Comptez chaque cycle inspiration-expiration comme une respiration.*

> *Remarquez l'air légèrement frais qui rentre dans votre nez et l'air légèrement plus chaud qui sort de votre nez. Puis commencez à ralentir votre respiration délibérément. Vous voulez vous sentir légèrement à bout de souffle, comme si vous montiez au sommet d'une colline.*

> *Quand vous êtes prêt(e), ralentissez votre respiration encore un petit peu plus. Respirez si doucement que vous sentez à peine l'air entrer et sortir de vos narines. Continuez jusqu'à la fin de vos cinq minutes. Pendant et après, vous devriez sentir vos mains et pieds plus chauds, un nez moins congestionné, plus de salive dans votre bouche, et un sentiment généralisé de calme.*

. **Désencombrez** votre maison, bureau, garage, terrain, et voiture. Plus vous avez de « bruit » autour de vous, plus vous avez de « bruit » dans la tête. Gardez ce qui est essentiel, soyez bien organisé(e) et tenez compte de l'art du Feng Shui pour organiser votre environnement.

. **Surveillez votre niveau de stress tout au long de la journée.** Remarquez quand vous êtes en train de vous emballer ou de vous contracter plus que vous ne devriez. Développez des façons de lever le pied, même pour une minute ou deux – prenez quelques respirations lentes, profondes ; écoutez de la musique ; prenez le temps, avant chaque repas, d'apprécier les parfums et les couleurs de vos mets, afin de commencer à manger relaxé.

. Assurez-vous d'avoir toutes les pauses et journées libres dont vous avez besoin. Écoutez votre corps et reposez-vous autant que nécessaire.

. **Des câlins** ! Les câlins font monter l'ocytocine, diminuent le niveau de stress et participent à une meilleure immunité (une des hormones « du bonheur », en tout cas de plaisir immédiat).

. **Transpirez** : votre corps détoxine de quatre manières : respiration, urine, selles et sueur. Vous respirez déjà et correctement, puisque maintenant vous y prêtez attention. Vous vous hydratez, ce qui règle l'élimination par les urines. Vos selles sont correctes puisque vous mangez suffisamment de fibres. Maintenant, vous devez vous faire transpirer au moins deux fois par semaine. Vous avez beaucoup de choix, du plus énergique au plus relaxant : sauna, bain aux sels d'Epsom, exercices vigoureux, sexe. Si vous choisissez la voie du sauna, choisissez une chaleur douce pour que vous puissiez rester plus longtemps et transpirer plus longtemps.

. **Réduire le temps sur les réseaux sociaux**. Les regarder deux fois par jour est suffisant, mais si vous allez sur votre site favori plus souvent, et particulièrement si vous le consultez de manière compulsive, cela vous stresse plus que cela ne vous relaxe. Le temps que vous passez avec des amis en ligne vous éloigne de vos vrais amis et de votre famille. Les niveaux de stress montent en flèche, en partie parce que les lumières bleues de votre ordinateur sont trop stimulantes, et aussi parce que vous lisez des nouvelles agaçantes ou contrariantes et que vous n'avez personne avec qui en discuter. Les niveaux de stress descendent après avoir passé du temps avec des êtres aimés, parce que vous vous sentez en sécurité et connecté au monde réel.

. Téléchargez une application de **cohérence cardiaque** ou en ligne, et pratiquez cinq minutes de cohérence cardiaque tous les soirs avant de dormir. Le matin, c'est idéal de pratiquer cinq à dix minutes avant de démarrer sa journée.

. **EFT : Emotional Freedom Technique / Technique de Libération Émotionnelle.** Parfois décrite comme une technique d'acupression psychologique, l'EFT aide à gérer l'impact d'émotions difficiles via la respiration diaphragmatique, des mantras et des affirmations, des visualisations, et des outils d'entraînement du rythme cardiaque.

. **Méditez** pendant au moins trois minutes chaque jour avant de dormir. La clé est de méditer de manière régulière. Trois minutes par jour est plus efficace que vingt minutes par semaine une seule fois.

La relation entre la pleine conscience et la résilience

Les rituels de pleine conscience améliorent le fonctionnement de notre système nerveux, qui coordonne notre réponse au stress et parle à notre système immunitaire dans une conversation vivante à deux sens. La méditation dans toutes ses incarnations calme nos « esprits de singe » et optimise l'harmonie corporelle. Grâce à cette technique naturelle, nous pouvons envoyer des signaux descendants sécurisants via le corps pour permettre la régénération.

. **Tenir un journal intime**. Parfois, simplement prendre un crayon pour écrire cinq minutes par jour, le matin ou avant d'aller se coucher le soir, aidera à identifier les sentiments qui n'étaient pas pleinement conscients mais ont contribué à nos choix et expériences.

. **Consulter pour se faire accompagner** : un(e) psychologue psychothérapeute, un(e) hypnothérapeute, un(e) praticien(ne) en EMDR, TCC, constellation familiale, ou d'autres techniques d'accompagnement psychothérapeutiques, un(e) médecin psychiatre, un(e) neuropsychologue (particulièrement pour un jeune enfant, ou après un traumatisme physique type traumatisme crânien, AVC, etc.)

. **L'aromathérapie** : les agents botaniques fournissent un régulateur naturel aux changements pathophysiologiques induits par le stress et agissent comme des adaptogènes qui améliorent la capacité du corps à faire face et à contrebalancer le stress. Quand des organismes sont confrontés à du stress, ces substances leurs permettent d'éviter les dommages induits par le stress. Quand elles sont utilisées en association avec des techniques de pleine conscience et un mode de vie et une alimentation appropriés évolutivement parlant, les plantes adaptogènes peuvent rééquilibrer notre physiologie et nous aider à mieux affronter le stress chronique. Certaines huiles essentielles comme le patchouli, quand elles sont inhalées, peuvent réduire l'activité du système nerveux sympathique jusqu'à 40 %, et l'huile de rose peut réduire les concentrations d'adrénaline jusqu'à 30 %. Les huiles d'orange et de lavande réduisent significativement l'anxiété et améliorent l'humeur, et on a montré que l'aromathérapie avec de la lavande, de l'ylang-ylang, et de la bergamote réduisait significativement le stress psychologique et le cortisol sanguin, en plus d'abaisser la pression sanguine des personnes avec de l'hypertension essentielle. On a montré que même une exposition très brève de cinq minutes à l'arôme de citronnelle modère la tension et favorise une récupération après des situations provoquant de l'anxiété.

. **Les élixirs floraux ou de cristaux** : il en existe de nombreuses variétés, les plus connus étant les élixirs floraux du Dr Edward Bach, célèbre homéopathe anglais. Il en existe trente-huit unitaires et presque autant de complexes pour agir sur la large gamme de nos émotions, ainsi qu'un remède dit « d'urgence ». Il est recommandé de se faire conseiller par un professionnel pour choisir le plus adapté à sa situation et à sa personnalité.

Chapitre 5
L'environnement

I
L'air - le soleil - la lumière

On recommande souvent de se promener dans des milieux naturels tels que la forêt, et ce le plus souvent possible. Cela reconnecte évidemment aux éléments extérieurs, mais également à soi-même. Observer, écouter, sentir et ressentir permet de nous apaiser et de nous ralentir, mais pas seulement ! En effet, les molécules inspirées peuvent être particulièrement bénéfiques pour les échanges qui s'opèrent en nous, et ce sans que nous y prêtions attention. Nous nous sentons tout simplement bien.

Toutefois, nous nous heurtons aux contraintes de la vie moderne, qu'elles soient professionnelles ou personnelles, ainsi qu'à l'urbanisation de plus en plus importante de nos pays occidentaux, qui sont autant d'obstacles à l'initiative d'aller respirer loin des zones polluées. Pour reproduire les effets d'une promenade en forêt de pins, on peut utiliser le Bol d'Air Jacquier, un appareil inventé par René Jacquier, scientifique visionnaire qui s'interrogeait dès les années 1940 sur les conditions originelles d'un bon état de santé. Il inventa cette méthode d'oxygénation en étudiant celles qui font leurs preuves depuis des millénaires et qui ont permis le développement de la vie.

L'oxygénation cellulaire est le sujet central. La respiration et les échanges gazeux sont des sujets complexes très documentés. Cependant, l'oxygénation cellulaire est très peu étudiée sous l'angle des **influences positives** de la qualité de l'air et de celle des molécules aromatiques qui sont présentes par milliards dans l'atmosphère. En fait, on étudie les effets désastreux de la pollution atmosphérique qui touche l'humanité entière, mais pas ce que l'air peut contenir de solutions positives.

Les molécules aromatiques, lorsqu'elles sont émises par les végétaux, agissent de façon bénéfique sur notre fonctionnement biologique. Ces mêmes molécules peuvent évoluer vers des formes toxiques sous l'effet de la pollution. Certains produits organiques utilisés en chimie industrielle (traitement du bois, solvants, etc.) libèrent des Composés Organiques Volatiles (COV) toxiques. Mais il s'agit alors de produits modifiés et non des molécules directement disponibles au moment de leur fabrication par les végétaux. Au moment de leur émission par les plantes : c'est là que tout se passe.

René Jacquier pensait « biomimétisme » comme Léonard de Vinci et beaucoup d'autres. Une cellule bien nourrie et bien oxygénée ne tombe pas malade.

Une série d'études conjointes de la faculté de médecine de Stanford aux États Unis et de plusieurs écoles et institutions médicales au Japon a démontré que l'exposition aux "phytoncides" libérés par les arbres et les plantes peut renforcer l'immunité en augmentant la quantité et l'activité des cellules NK (Natural Killer), entre autres effets. Trois études japonaises, menées de 2007 à 2009 du Département d'Hygiène et de Santé Publique de la Nippon Medical School à Tokyo, montrent qu'un bain en forêt sur trois jours permet d'augmenter durablement l'activité des cellules NK et faire baisser les taux d'adrénaline chez l'humain.

Le docteur Qing Li (*Shinrin Yoku*) fait état de ses recherches scientifiques, effectuées entre 2004 et 2012 à propos de ce qu'il appelle « le bain de forêt ». Il constate un système immunitaire renforcé, une réduction de la pression artérielle, une baisse du taux de glycémie, une amélioration de la concentration et de la mémoire, mais aussi une meilleure santé cardio-vasculaire et métabolique.

II
Social – toxiques / polluants / cosmétiques / tabagisme

Les xénobiotiques

Le plus facile pour garder des gènes sains est de ne pas les dégrader. En mangeant bio, vous réduisez d'autant le travail de vos gènes. De plus, les aliments issus de l'agriculture biologique ont une plus grande valeur nutritionnelle que ceux qui n'en sont pas issus. Le coût peut être un facteur limitant pour les aliments bio. Si c'est le cas dans votre foyer, achetez seulement en bio les pires agresseurs. Une étude publiée par des chercheurs de l'Université d'Harvard en janvier 2022 dans la revue *Environment International* suggère que « *l'exposition aux résidus de pesticides par voie alimentaire peut annuler les effets bénéfiques de la consommation de fruits et légumes sur la mortalité* ». Couramment, les fruits et les légumes suivants sont ceux à éviter si vous ne les achetez pas en bio : mûres, pêches, fraises, abricots, cerises, pommes, poires, céleri, céleri-rave, chou kale, légumes-feuilles (épinards, salades). Ce sont les plus contaminés en termes de résidus de pesticides.

Il faut allumer la hotte aspirante lorsque vous faites cuire quelque chose, car elle aspire et filtre les vapeurs de cuisson, ainsi que les émanations des graisses chauffées et la préparation du caramel. Ces molécules sont toxiques, en particulier l'acroléine, une substance chimique reconnue comme irritant respiratoire que l'on retrouve également dans la fumée du tabac et qui peut exacerber une crise d'asthme chez les personnes sensibles.

Il ne faut surtout pas utiliser l'herbicide Roundup, qui affecte l'activité de l'aromatase. Le Roundup est interdit pour les particuliers et les collectivités, mais il peut en rester en stock dans quelques étagères. L'aromatase est une enzyme qui convertit d'autres éléments biochimiques en œstrogènes. Les sojas, ainsi que les produits contenant du soja non bio, ont de grandes chances d'avoir été cultivés avec du Roundup, encore autorisé à l'heure de l'écriture de ces pages ; ils seront donc également à éviter. Plus globalement, il est impératif de limiter les expositions à tous les herbicides, insecticides, pesticides, et autres produits chimiques perturbateurs endocriniens dans votre maison, jardin, et produits d'hygiène corporelle, y compris les cosmétiques. Le glyphosate, les phtalates, et les dioxines sont particulièrement nocifs. Commencez par faire des changements dans votre propre environnement si vous jouissez d'un extérieur. La combinaison économique du vinaigre et de l'eau est un puissant herbicide. Les sols sains donnent des plantes en bonne santé et ne nécessitent pas de produits chimiques.

Lavez vos mains avec du savon naturel avant de manger ou après avoir passé du temps dans des lieux publics comme les avions, hôpitaux, écoles, bureaux et équipements sportifs. Cela vous aidera à réduire les infections bactériennes et virales, ce qui allègera la charge sur votre organisme et réduira vos besoins en choline supplémentaire.

Les produits ménagers de la maison seront choisis à base d'ingrédients naturels. Les plus polyvalents, mais également très économiques, sont le vinaigre blanc et le bicarbonate de soude. Trouvez des produits d'hygiène (savon, shampoing) et de maquillage sans danger. Lisez soigneusement les étiquettes. Dans le doute, achetez des produits bios ou entièrement naturels.

Achetez de la peinture non toxique. Évitez les peintures qui contiennent du cadmium, du plomb ou du benzène.

Apportez des plantes d'intérieur pour filtrer l'air de la maison (deux pour 10m^2) : philodendrons, fougère de Boston, spathiphyllum et lierre.

Nettoyer son environnement direct : chaque fois que vous mangez, buvez, respirez, ou touchez un produit chimique industriel, et cela inclut les plastiques, pesticides, rafraichisseurs d'air, lingettes assouplissantes, herbicides et gaz d'échappement des voitures, vous ajoutez une nouvelle charge aux contraintes de votre corps. Plus vous limitez votre exposition, moins votre corps a besoin de détoxiquer, moins vous avez besoin de glutathion, et plus vous facilitez le travail de vos gènes.

Attention aux sources de métaux lourds (cadmium, plomb...) : **le tabagisme et la pollution** peuvent dégrader vos gènes même quand ils ne portent pas de polymorphisme (variation). Il est donc hautement recommandé d'arrêter de fumer.

Évaluer les moisissures de son environnement : lorsque de nombreux symptômes persistent malgré l'assainissement de l'alimentation, de l'eau, de l'air et des produits d'entretien et de soins corporels, il peut être opportun de diagnostiquer la présence de moisissures au domicile, au travail, dans le véhicule, et partout où la personne passe un temps substantiel. Les sources possibles de moisissures ou d'autres toxines seront recherchées : zones humides, champignons, taches de moisissures ou traces d'eau dans les plafonds, murs ou sols. Un plan de nettoyage et de rénovation devra être mis en œuvre partout où ce sera nécessaire.

III
La détoxication des substances chimiques dans les produits toxiques et de nettoyage pour le corps et le logement

Les produits d'entretien et de soins corporels nous exposent à des substances toxiques produites par l'homme qui comprennent une gamme de plus de 80 000 substances chimiques. Nous recommandons fortement de rechercher des produits qui ne contiennent pas de dérivés du pétrole. Les premières substances toxiques à cibler sont fréquemment trouvées dans cette liste :

. détergents et nettoyants chimiques ;

. cosmétiques et produits de soin du corps contenant des substances pétrochimiques ;

. médicaments en vente libre ;

. dentifrices contenant du fluor ;

. matelas synthétiques.

Une attention particulière doit être portée aux écrans solaires, car certaines gammes peuvent transmettre une variété de substances chimiques perturbatrices et dégénératives directement dans votre corps. Pour éviter les coups de soleil, envisagez ces protections topiques et alimentaires :

. un écran solaire basé sur l'oxyde de zinc ou le dioxyde de titane sans nanoparticule, sans substance pétrochimique ;

. l'huile de coco (SPF 7) ;

. l'huile d'olive (SPF 7,5) ;

. l'huile de ricin, aussi appelée huile de castor (SPF 5,6).

Le gel d'aloe véra peut être appliqué pour remédier aux coups de soleil. C'est le meilleur agent topique anti-âge naturel pour la peau. Si vous avez accès à une plante d'aloe véra, raclez le gel des feuilles et assurez-vous d'ôter le « latex » rouge qui peut avoir un effet laxatif. Vous pouvez également utiliser un produit du commerce comme un Gel d'Aloe pur biologique.

IV
Prenez un bain de soleil pour accélérer le métabolisme

La lumière solaire peut renforcer la construction des os et embellir notre humeur. Quand la peau humaine est exposée aux UV, le corps peut activer le métabolisme des graisses qui sont directement sous la peau (dites sous-cutanées). À la différence de la graisse abdominale, qui enveloppe nos organes internes, la graisse sous-cutanée n'est pas considérée comme un facteur de risque des troubles métaboliques. Cependant, les gens qui n'ont pas assez de vitamine D ont tendance à avoir plus de graisse abdominale, et de nombreuses recherches relient l'obésité avec une carence en vitamine D. S'exposer à des rayons UVB pourrait être une stratégie basique et facile de brûler de la graisse abdominale, car cela aide le corps à synthétiser de la vitamine D à partir du cholestérol. Le plus simple est de sortir s'exposer sans écran solaire pendant quinze à vingt minutes pendant les deux heures d'abondants UVB avant et après l'heure de midi au soleil. Pour se protéger, utiliser l'écran solaire interne en consommant plus d'aliments riches en chlorophylle, astaxanthine, et antioxydants.

V
Le bisphénol A (BPA)

Pour perdre du poids, particulièrement au niveau de la ceinture abdominale, il faut d'abord regarder dans son garde-manger. Les aliments emballés et transformés couverts de toxiques peuvent entraîner une prise de poids, ainsi que la façon dont ils sont stockés. Les aliments et les boissons stockés dans des contenants plastiques résistants à la casse, transparents, fins, ou en boîtes de conserve peuvent constituer une exposition au BPA, substance chimique industrielle qui est reliée à l'obésité et au syndrome métabolique. Le BPA se trouve presque partout, mais il s'infiltre principalement dans les aliments via le contact avec les contenants produits avec la substance chimique.

D'autres sources de BPA sont les tuyaux PVC, la vaisselle en plastique, les disques compacts (CD), les jouets, les scellants dentaires et les dispositifs médicaux. Il se trouve virtuellement dans toutes les monnaies à travers le monde, également dans les reçus de caisses enregistreuses imprimés sur du papier thermosensible.

Le BPA est connu pour perturber le système endocrinien humain, qui régule les hormones comme l'insuline et la leptine (hormone de satiété). Une étude de Kaiser Permanente sur les jeunes filles entre 9 et 12 ans a démontré que celles qui avaient des taux en BPA plus élevés que la moyenne dans leurs urines étaient deux fois plus susceptibles que les autres de devenir obèses. Cette étude confirme les études animales antérieures exposant que les taux élevés de BPA peuvent augmenter le risque de prise de poids et d'obésité.

Tout contact entre les aliments et le plastique doit être évité. Cela s'applique à tous les contenants utilisés pour la cuisine, le stockage, le repas, et la boisson. Les plastiques sont des xénoœstrogènes, ce qui signifie qu'ils miment les effets des œstrogènes dans votre corps. Le sous-groupe des plastiques BPA (bisphénol A) sont aussi des xénoœstrogènes.

Quelques façons de limiter votre exposition aux BPA

. Évitez les aliments en boîte de conserve. Même quand l'étiquette dit « sans BPA », un revêtement de boîte peut être fait avec le bisphénol S (BPS) ou bisphénol F (BPF), également toxiques, qui sont de la même classe chimique.

. Optez pour des aliments vendus dans des bocaux en verre ou les briques en cartons cirés connues comme Tétrabriques.

. N'utilisez pas de biberons, tasses, assiettes, ou contenants alimentaires marqués avec « PC » (pour polycarbonate) ou étiquetés recyclables avec le logo 7 dans un triangle (qui signifie « autres plastiques »).

. Ne passez pas d'aliments au micro-ondes dans des contenants en plastique.

. Ne touchez pas les reçus de caisses enregistreuses dans les magasins. Demandez qu'ils soient mis dans votre panier, prenez-les en photo pour vos registres, ou demandez de les recevoir par mail au lieu de les faire imprimer.

. Évitez de manger ou boire dans du plastique chaque fois que c'est possible.

. Utilisez l'inox, le verre ou la terre cuite. Cela s'applique à tous les usages de la cuisine.

. Évitez les poêles et casseroles anti-adhésives : l'astuce est de ne rien cuire à haute température et d'enlever la poêle du feu quelques minutes avant de retourner un aliment, ou avant que les aliments n'accrochent. Ils glisseront directement.

Chapitre 6
Votre routine de santé globale : ce qu'il convient de faire

Changements et adaptation du mode de vie : la routine

Routine du matin : écoutez votre corps alors que vous démarrez votre journée.
. Buvez 10 cl d'eau avec une cuillère à café de vinaigre de cidre ou de jus de citron fraîchement pressé.
. Faites au choix une salutation au soleil, cinq minutes de respiration profonde, cinq minutes de cohérence cardiaque ou cinq minutes de méditation.
. Mangez votre petit déjeuner, mais seulement si vous avez faim.

Petit déjeuner : si vous n'avez pas faim, sautez votre petit déjeuner. Mangez plus tard.
. Ne mangez pas parce que « vous devez ». Mangez quand vous remarquez que vous commencez à avoir faim.
. N'attendez pas d'être affamé ou d'avoir froid pour manger. Ces symptômes signifient que votre sucre sanguin a chuté et vous pourriez vous jeter sur des sucreries pour faire remonter votre glycémie, ce qui créerait un effet yo-yo de pics et de baisses de sucres pour le reste de la journée. Essayez de maintenir une glycémie la plus stable possible. Cela peut prendre un certain temps de bien se connaître, mais vous serez surpris(e) par la vitesse à laquelle vous prenez l'habitude de vous demander : « maintenant, comment je me sens ? »

Au travail : prenez une bouteille d'eau filtrée avec vous, additionnée avec des électrolytes. Vous pouvez utiliser du sel de mer non raffiné pour commencer.
. Avant de partir travailler, allez marcher dix minutes pour respirer et vous mettre en mouvement.
. Concentrez-vous pour être efficace. Éliminez les distractions pour économiser vous-même du temps pour plus tard. Identifiez les trois choses les plus importantes que vous avez besoin d'accomplir chaque jour. Puis faites-les. Si vous avez mis plus de trois choses sur votre liste, vous pourriez avoir du mal à réaliser toutes les tâches

prévues, ce qui peut être contrariant et renforcer l'idée que vous ne pouvez pas maîtriser vos journées. Limitez-les à trois.

. Dites non à tout ce qui peut vous distraire de vos objectifs et de votre agenda. Vous serez étonné(e) par votre productivité.

. Levez-vous toutes les heures et bougez quelques minutes. Faites éventuellement quelques flexions et montez et descendez quelques marches d'escaliers. C'est encore mieux si vous allez dehors prendre un peu d'air frais.

Au déjeuner : c'est sans doute votre plus gros repas de la journée.

. N'utilisez pas vos appareils électroniques. Mangez votre déjeuner assis(e), en conversant avec d'autres personnes.

. Mastiquez bien vos aliments.

. Prenez votre temps. Profitez de votre repas.

Après le travail : planifiez une activité sans électronique pour vous-même quand vous aurez fini vos obligations professionnelles de la journée.

. Exercice, lecture, randonnée, ou vous adonner à votre passion.

. Faites vos courses, vos diverses activités domestiques (blanchisserie, ménage...)

Au dîner : mangez en fonction de votre activité de la journée et de comment vous vous sentez.

. Consultez les conseils d'aliments et de menus appropriés.

. Ne mangez pas dans les trois heures avant le coucher, sauf exception (demandez à votre praticien). Dans ce cas, prenez un peu de houmous et de carottes, ou quelques bouchées des restes du dîner dans l'heure qui précède le coucher.

Routine du soir : votre façon de conclure votre soirée impactera votre nuit de sommeil.

. Filtrez les lumières bleues de tous vos écrans. Mettez vos appareils électroniques en mode nuit configuré dans votre téléphone.

. Écrivez ce pour quoi vous vous sentez reconnaissant(e) en cette journée.

. Méditez cinq minutes, ou pratiquez cinq minutes de cohérence cardiaque.

Heure du coucher : c'est l'heure d'aller vous coucher et de dormir entre sept et huit heures. Allez-vous coucher quand vous vous sentez fatigué(e). Ne luttez pas. Votre but est de vous endormir vers 22h30.

. Buvez un verre d'eau filtrée.

. Mettez votre téléphone en mode avion. Coupez le wifi.

Changements et adaptation du mode de vie : hors routine

Parfois, il est bon de sortir de sa routine. Les suggestions qui précèdent sont destinées à des journées de semaines régulières. Réfléchissez aussi à comment planifier vos autres journées. Voici quelques suggestions :

Week-end : gardez vos heures de coucher et de réveil de la semaine.

. Respectez votre week-end. Ne travaillez pas à moins que ce soit absolument essentiel pour tenir un délai.

. Écrivez dans votre journal : pour quoi êtes-vous le (la) plus reconnaissant(e) pour cette semaine passée ?

. Organisez la semaine qui vient. Faites vos courses. Faites votre lessive. Nettoyez la maison et le jardin. Demandez à toute la famille de vous donner un coup de main. Assignez les corvées et déléguez les tâches routinières.

. Programmez une activité pour chaque jour avec des amis, la famille, vous-même. Ce peut être reposant, un « vacances à la maison », quoi que ce soit qui vous fasse plaisir.

Vacances : programmez-les en avance. Pensez à vos besoins et vos désirs.

. Où aimeriez-vous aller ?

. Quand les enfants terminent-ils l'école ? Bloquez les dates des vacances scolaires sur votre calendrier si c'est possible.

Journées spontanées : faites l'école buissonnière chaque fois que vous le pouvez. Surprenez votre partenaire et les enfants.

. Passez une journée à la campagne, allez faire un pique-nique familial ou allez visiter une ville, quelque chose de totalement amusant, quelque chose qui dise « et puis zut, on s'amuse aujourd'hui ! »

Remarquez que la clé de ce programme est l'équilibre. Vous avez besoin de temps pour travailler et de temps pour vous reposer, jouer, vous relaxer. Vous mangez et dormez sur la base de rythmes naturels, mais vous avez aussi besoin d'aider votre corps à entrer dans une routine. Si vous avez un métier qui vous oblige à rester assis de longues heures, vous respectez les besoins de votre corps en bougeant environ toutes les soixante minutes. Quand vous mangez, vous prenez aussi un temps de relaxation et de plaisir, donc votre corps sort du mode stress pour se mettre en mode relaxation. Rappelez-vous que le stress est un facteur réel, mesurable, physique pour votre santé. Ce programme vous aide à vraiment réussir à soulager le stress, et vos gènes vous en remercieront.

À la retraite, garder des activités extérieures, maintenir du lien social et une régularité saine dans l'alimentation, le sommeil, l'exercice est tout aussi important que tout au long de la vie active. Il vaut mieux user ses chaussures que sa chaise longue.

Les compléments alimentaires

Les besoins en supplémentations sont à évaluer par votre praticien de santé.

L'appauvrissement universel des terres et le déclin de la qualité nutritionnelle des aliments entraînent parfois la nécessité de compléter son alimentation, même lorsque celle-ci est majoritairement de qualité biologique.

Conclusion

Le concept de santé exponentielle ou régénérative, d'avant-garde, est une prise en charge globale pour ralentir le vieillissement tout en conservant une bonne santé. Ce concept s'inspire et se construit à partir de l'épigénétique et de la nutrigénomique afin d'influencer positivement l'expression des gènes.

L'adaptation de son mode de vie aux règles de bonne santé, grâce à la connaissance des cinq piliers que sont l'alimentation, le sommeil, l'exercice physique, la gestion du stress et l'environnement, entraîne des effets positifs aussi bien au niveau physique que mental.

La conséquence est de vieillir en restant jeune, de ralentir le vieillissement, et d'éloigner les effets des maladies liées à l'âge.

Nous remercions

Cécile Carru pour nous avoir poussés à écrire.

Les enfants pour leur patience et leurs encouragements.

Francine pour sa relecture attentive et ses corrections.

Jil Balandras qui a relu et mis en page notre travail.

Tous nos pairs et enseignants qui nous ont permis de développer des connaissances et des compétences, une ouverture d'esprit et une saine curiosité pour autant compatible avec une rigueur scientifique.

Nos patients, qui nous amènent à sans cesse remettre l'ouvrage sur le métier et à nous interroger sur la cause de la cause.

Les auteurs

Roger Lecurieux-Clerville est médecin.

Spécialiste du genou, il a été l'un des pionniers de l'arthroscopie en France. Après avoir exercé pendant plus de vingt ans à Marseille et formé de nouvelles générations, il s'est progressivement réorienté vers une médecine douce privilégiant le bien-être global de l'individu.

À l'origine de cette réorientation, au début des années 2000, un constat doublé d'une expérience personnelle : au fil du temps, RLC observe que des patients opérés d'une rotule ou d'un ménisque recommencent à souffrir. Une souffrance en partie liée au vieillissement mais aussi à la sédentarité et à une mauvaise hygiène de vie.

Découvrant à cette même période les bienfaits des oligo-éléments et des compléments alimentaires, RLC commence à prescrire à ses patients le même type de traitement que celui qui lui a été indiqué pour retrouver la forme après un épisode difficile.

Les premiers résultats sont encourageants. RLC persiste. En 2010, il troque son bistouri pour une casquette de chercheur. Il enchaîne les séminaires et les congrès, rejoint le service du professeur Maurice Aubert à l'Université Internationale de la Mer (UIM) de Cagnes-sur-Mer pour un travail de recherche sur le plancton marin durant cinq ans. Depuis, en partenariat avec des laboratoires de rhumatologie, il met au point de nouveaux traitements qui favorisent la cicatrisation des tissus et la régénération du cartilage. Devenu de fait spécialiste de la médecine anti-âge, ses travaux le portent aujourd'hui à s'intéresser à l'épigénétique et la médecine régénérative. Joueur de golf senior première série, il continue de tester sur ses patients comme sur lui-même ses dernières formules.

Sa collaboration pour cet ouvrage avec la naturopathe Nathalie Barde est le fruit d'une heureuse rencontre. Tous deux, chacun dans son domaine de compétence, partagent une même manière de percevoir l'individu : dans sa globalité.

Nathalie Barde est naturopathe et hypnothérapeute.

Après une dizaine d'années dans le monde de l'industrie, Nathalie Barde s'est formée à la naturopathie, l'iridologie et la réflexologie plantaire et auriculaire, puis à l'hypnose éricksonienne, l'EFT (Emotional Freedom Technique) et le yoga du rire. Elle consulte en cabinet depuis près d'une vingtaine d'années. Elle n'a jamais arrêté de se former et de chercher à améliorer sa pratique, qu'elle souhaite holistique.

Mère de trois grands enfants, très active, également élue locale, elle connaît particulièrement bien les difficultés des hommes et des femmes, jeunes ou moins jeunes, qui cumulent activité professionnelle ou études et vie familiale.

Bibliographie

. Lipton, Bruce H, *La biologie des croyances*, éditions Ariane, Escalquens, coll. Médecine du futur, 2006.

. Lynch, Ben, *Dirty Genes*, HarperOne, San Francisco, 2018.

. Archibald, Amanda, *The Genomic Kitchen*, 2019.

. Blackburn, Elizabeth Helen, *L'effet télomère*, éditions de Noyelles, Paris, 2017.

. Carlberg, Carsten ; Ulven, Stine Marie ; Molnar, Ferdinand ; *Nutrigenomics*, Springer International Publishing, Cham, 2016.

. Church, Dawson, *De l'esprit à la matière*, Dangles éditions, Escalquens, 2019.

. Urman, Valérie, *La révolution épigénétique*, Albin Michel, Paris, 2018.

. Lemaitre, Jean-Marc, *Guérir la vieillesse*, HumenSciences, Paris, 2022.

. Seignalet, Jean, *L'alimentation ou la troisième médecine*, coll. Écologie Humaine, François-Xavier de Guibert, 2006 (édition refondue et augmentée).

. Fievet, Philippe, *L'intestin, carrefour de mon destin*, éditions CIDO (Collège International d'Ostéopathie), Saint-Étienne, 2004.

Sitographie

. Juneau M. Les Blue Zones : des régions où l'on vit mieux et plus longtemps, *Observatoire de la prévention - Institut de cardiologie de Montréal* [en ligne], 19 septembre 2017, [consulté le 8 août 2023].
Adresse : https://observatoireprevention.org/2017/09/19/blue-zones-regions-lon-vit-mieux-plus-longtemps/

. Feinleib M. Seven Countries: A Multivariate Analysis of Death and Coronary Heart Disease, *JAMA Network* [en ligne], 6 février 1981, [consulté le 8 août 2023].
Adresse : https://jamanetwork.com/journals/jama/article-abstract/373603

. Schlienger J-L, Monnier L, Colette C. Histoire de l'alimentation méditerranéenne, *Médecine des Maladies Métaboliques* [en ligne], 1er septembre 2014, [consulté le 8 août 2023]. Adresse : https://www.sciencedirect.com/science/article/abs/pii/S195725 5714708533

. Sho H. History and characteristics of Okinawan longevity food, *Pubmed* [en ligne], 2001, [consulté le 8 août 2023].Adresse : https://pubmed.ncbi.nlm .nih.gov/11710358/

. Biscontin A. Habitudes alimentaires : évolution, caractéristiques, impact sur la santé et génétique nutritionnelle [mémoire en ligne], 2018, [consulté le 8 août 2023]. Adresse : https://dumas.ccsd.cnrs.fr/dumas-01812567

Histoire de l'épigénétique

. Nicoglou A. Waddington's epigenetics or the pictorial meetings of development and genetics, *Pubmed* [en ligne], 27 septembre 2018, [consulté le 22 août 2023]. Adresse : https://pubmed.ncbi.nlm.nih.gov/30264379/

. Costa R, Frezza G. Crossovers between epigenesis and epigenetics. A multicenter approach to the history of epigenetics (1901-1975), *Pubmed* [en ligne], 2014, [consulté le 22 août 2023]. Adresse : https://pubmed.ncbi.nlm.nih.gov/26292524/

Influence de l'environnement sur les gènes / épigénétique

. Prasher D, Greenway SC, Singh RB. The impact of epigenetics on cardiovascular disease, Pubmed [en ligne], 21 mai 2019, [consulté le 22 août 2023]. Adresse : https://pubmed.ncbi.nlm.nih.gov/31112654/

. Migliore L, Coppedè F. Gene-environment interactions in Alzheimer disease: the emerging role of epigenetics, *Pubmed* [en ligne], novembre 2022, [consulté le 22 août 2023]. Adresse : https://pubmed.ncbi.nlm.nih.gov/36180553/

. Di Renzo L, Gualtieri P, Romano L, Marrone G, Noce A, Pujia A, Perrone MA, Aiello V, Colica C, De Lorenzo A. Role of Personalized Nutrition in Chronic-Degenerative Diseases, *Pubmed* [en ligne], 24 juillet 2019, [consulté le 22 août 2023]. Adresse : https://pubmed.ncbi.nlm.nih.gov/31344895/

Télomères

. Blackburn EH, Epel ES, Lin J. Human telomere biology: A contributory and interactive factor in aging, disease risks, and protection, *Pubmed* [en ligne], 4 décembre 2015, [consulté le 22 août 2023].
Adresse : https://pubmed.ncbi.nlm.nih.gov/26785477/

. Epel ES, Blackburn EH, Lin J, Dhabhar FS, Adler NE, Morrow JD, Cawthon RM. Accelerated telomere shortening in response to life stress, *Pubmed* [en ligne], 7 décembre 2004, [consulté le 22 août 2023].
Adresse : https://pubmed.ncbi.nlm.nih.gov/15574496/

. Sharifi-Rad M, Anil Kumar NV, Zucca P, Varoni EM, Dini L, Panzarini E, Rajkovic J, Tsouh Fokou PV, Azzini E, Peluso I, Prakash Mishra A, Nigam M, El Rayess Y, Beyrouthy ME, Polito L, Iriti M, Martins N, Martorell M, Docea AO, Setzer WN, Calina D, Cho WC, Sharifi-Rad J. Lifestyle, Oxidative Stress, and Antioxidants: Back and Forth in the Pathophysiology of Chronic Diseases, *Pubmed* [en ligne], 2 juillet 2020, [consulté le 22 août 2023]. Adresse : https://pubmed.ncbi.nlm.nih.gov/32714204/

. Hassan W, Noreen H, Rehman S, Gul S, Kamal MA, Kamdem JP, Zaman B, Da Rocha JBT. Oxidative Stress and Antioxidant Potential of One Hundred Medicinal Plants, *Pubmed* [en ligne], 2017, [consulté le 22 août 2023].
Adresse : https://pubmed.ncbi.nlm.nih.gov/28049396/

. Fitzgerald KN, Hodges R, Hanes D, Stack E, Cheishvili D, Szyf M, Henkel J, Twedt MW, Giannopoulou D, Herdell J, Logan S, Bradley R. Potential reversal of epigenetic age using a diet and lifestyle intervention: a pilot randomized clinical trial, *Pubmed* [en ligne], 12 avril 2021, [consulté le 22 août 2023].
Adresse : https://pubmed.ncbi.nlm.nih.gov/33844651/

. Johnson AA, English BW, Shokhirev MN, Sinclair DA, Cuellar TL. Human age reversal : Fact or fiction? *Pubmed* [en ligne], 2 juillet 2022, [consulté le 22 août 2023]. Adresse : https://pubmed.ncbi.nlm.nih.gov/35778957/

. Quach A, Levine ME, Tanaka T, Lu AT, Chen BH, Ferrucci L, Ritz B, Bandinelli S, Neuhouser ML, Beasley JM, Snetselaar L, Wallace RB, Tsao PS, Absher D, Assimes TL, Stewart JD, Li Y, Hou L, Baccarelli AA, Whitsel EA, Horvath S. Epigenetic clock analysis of diet, exercise, education, and lifestyle factors, *Pubmed* [en ligne], 14 février 2017, [consulté le 22 août 2023].
Adresse : https://pubmed.ncbi.nlm.nih.gov/28198702/

. Tiffon C. The Impact of Nutrition and Environmental Epigenetics on Human Health and Disease, *Pubmed* [en ligne], 1er novembre 2018, [consulté le 23 août 2023].
Adresse : https://pubmed.ncbi.nlm.nih.gov/30388784/

. Liu R.H. Health-promoting components of fruits and vegetables in the diet, *Pubmed* [en ligne], 1er mai 2013, [consulté le 23 août 2023].
Adresse : https://pubmed.ncbi.nlm.nih.gov/23674808/

. Alasalvar C, Chang SK, Bolling B, Oh WY, Shahidi F. Specialty seeds: Nutrients, bioactives, bioavailability, and health benefits: A comprehensive review, *Pubmed* [en ligne], 20 mai 2021, [consulté le 23 août 2023].
Adresse : https://pubmed.ncbi.nlm.nih.gov/33719194/

. Şanlier N, Gökcen BB, Sezgin AC. Health benefits of fermented foods, *Pubmed* [en ligne], 20 octobre 2017, [consulté le 23 août 2023].
Adresse : https://pubmed.ncbi.nlm.nih.gov/28945458/

. Dreher ML. Whole Fruits and Fruit Fiber Emerging Health Effects, *Pubmed* [en ligne], 28 novembre 2018, [consulté le 23 août 2023].
Adresse : https://pubmed.ncbi.nlm.nih.gov/30487459/

. Crous-Bou M, Molinuevo JL, Sala-Vila A. Plant-Rich Dietary Patterns, Plant Foods and Nutrients, and Telomere Length, *Pubmed* [en ligne], 1er novembre 2019, [consulté le 23 août 2023]. Adresse : https://pubmed.ncbi.nlm.nih.gov/31728493/

. Alasalvar C, Salvadó JS, Ros E. Bioactives and health benefits of nuts and dried fruits, *Pubmed* [en ligne], 11 janvier 2020, [consulté le 23 août 2023].
Adresse : https://pubmed.ncbi.nlm.nih.gov/31958750/

. Peña-Romero AC, Navas-Carrillo D, Marín F, Orenes-Piñero E. The future of nutrition: Nutrigenomics and nutrigenetics in obesity and cardiovascular diseases, *Pubmed* [en ligne], 24 août 2017, [consulté le 23 août 2023].
Adresse : https://pubmed.ncbi.nlm.nih.gov/28678615/

. Mathers JC. Nutrigenomics in the modern era, *Pubmed* [en ligne], août 2017, [consulté le 23 août 2023]. Adresse : https://pubmed.ncbi.nlm.nih.gov/27819203/

. Kiani AK, Bonetti G, Donato K, Kaftalli J, Herbst KL, Stuppia L, Fioretti F, Nodari S, Perrone M, Chiurazzi P, Bellinato F, Gisondi P, Bertelli M. Polymorphisms, diet and nutrigenomics, *Pubmed* [en ligne], 17 octobre 2022, [consulté le 23 août 2023].
Adresse : https://pubmed.ncbi.nlm.nih.gov/36479483/

. Martínez-González MA, Salas-Salvadó J, Estruch R, Corella D, Fitó M, Ros E; [PREDIMED investigators]. Benefits of the Mediterranean Diet: Insights From the PREDIMED Study, *Pubmed* [en ligne], juillet-août 2015, [consulté le 23 août 2023]. Adresse : https://pubmed.ncbi.nlm.nih.gov/25940230/

. George ES, Marshall S, Mayr HL, Trakman GL, Tatucu-Babet OA, Lassemillante AM, Bramley A, Reddy AJ, Forsyth A, Tierney AC, Thomas CJ, Itsiopoulos C, Marx W. The effect of high-polyphenol extra virgin olive oil on cardiovascular risk factors: A systematic review and meta-analysis, *Pubmed* [en ligne], 13 novembre 2018, [consulté le 23 août 2023]. Adresse : https://pubmed.ncbi.nlm.nih.gov/29708409/

. Martínez-González MA, Salas-Salvadó J, Estruch R, Corella D, Fitó M, Ros E; [PREDIMED investigators]. Benefits of the Mediterranean Diet: Insights From the PREDIMED Study, *Pubmed* [en ligne], juillet-août 2015, [consulté le 23 août 2023]. Adresse : https://pubmed.ncbi.nlm.nih.gov/25940230/

. Gallardo-Alfaro L, Bibiloni MDM, Mascaró CM, Montemayor S, Ruiz-Canela M, Salas-Salvadó J, Corella D, Fitó M, Romaguera D, Vioque J, Alonso-Gómez ÁM, Wärnberg J, Martínez JA, Serra-Majem L, Estruch R, Fernández-García JC, Lapetra J, Pintó X, García Ríos A, Bueno-Cavanillas A, Gaforio JJ, Matía-Martín P, Daimiel L, Micó-Pérez RM, Vidal J, Vázquez C, Ros E, Fernandez-Lázaro CI, Becerra-Tomás N, Gimenez-Alba IM, Zomeño MD, Konieczna J, Compañ-Gabucio L, Tojal-Sierra L, Pérez-López J, Zulet MÁ, Casañas-Quintana T, Castro-Barquero S, Gómez-Pérez AM, Santos-Lozano JM, Galera A, Basterra-Gortari FJ, Basora J, Saiz C, Pérez-Vega KA, Galmés-Panadés AM, Tercero-Maciá C, Sorto-Sánchez C, Sayón-Orea C, García-Gavilán J, Muñoz-Martínez J, Tur JA. Leisure-Time Physical Activity, Sedentary Behaviour and Diet Quality are Associated with Metabolic Syndrome Severity: The PREDIMED-Plus Study, *Pubmed* [en ligne], 7 avril 2020, [consulté le 23 août 2023]. Adresse : https://pubmed.ncbi.nlm.nih.gov/32272653/

. Badimon L, Chagas P, Chiva-Blanch G. Diet and Cardiovascular Disease: Effects of Foods and Nutrients in Classical and Emerging Cardiovascular Risk Factors, *Pubmed* [en ligne], 2019, [consulté le 23 août 2023].
Adresse : https://pubmed.ncbi.nlm.nih.gov/28462707/

. Laguna JC, Alegret M, Cofán M, Sánchez-Tainta A, Díaz-López A, Martínez-González MA, Sorlí JV, Salas-Salvadó J, Fitó M, Alonso-Gómez ÁM, Serra-Majem L, Lapetra J, Fiol M, Gómez-Gracia E, Pintó X, Muñoz MA, Castañer O, Ramírez-Sabio JB, Portu JJ, Estruch R, Ros E. Simple sugar intake and cancer incidence, cancer mortality and all-cause mortality: A cohort study from the PREDIMED trial, *Pubmed* [en ligne], octobre 2021, [consulté le 23 août 2023].
Adresse : https://pubmed.ncbi.nlm.nih.gov/34536637/

. Toledo E, Salas-Salvadó J, Donat-Vargas C, Buil-Cosiales P, Estruch R, Ros E, Corella D, Fitó M, Hu FB, Arós F, Gómez-Gracia E, Romaguera D, Ortega-Calvo M, Serra-Majem L, Pintó X, Schröder H, Basora J, Sorlí JV, Bulló M, Serra-Mir M, Martínez-González MA. Mediterranean Diet and Invasive Breast Cancer Risk Among Women at High Cardiovascular Risk in the PREDIMED Trial: A Randomized Clinical Trial, *Pubmed* [en ligne], novembre 2015, [consulté le 23 août 2023]. Adresse : https://pubmed.ncbi.nlm.nih.gov/26365989/

. Barrubés L, Babio N, Mena-Sánchez G, Toledo E, Ramírez-Sabio JB, Estruch R, Ros E, Fitó M, Arós F, Fiol M, Santos-Lozano JM, Serra-Majem L, Pintó X, Martínez-González MÁ, Sorlí JV, Basora J, Salas-Salvadó J; PREvención con DIeta MEDiterránea Study Investigators. Dairy product consumption and risk of colorectal cancer in an older mediterranean population at high cardiovascular risk, *Pubmed* [en ligne], 15 septembre 2018, [consulté le 23 août 2023]. Adresse : https://pubmed.ncbi.nlm.nih.gov/29663376/

Magnésium

. Johnson S. The multifaceted and widespread pathology of magnesium deficiency, *Pubmed* [en ligne], février 2001, [consulté le 23 août 2023]. Adresse : https://pubmed.ncbi.nlm.nih.gov/11425281/

Végétariens

. Zeuschner CL, Hokin BD, Marsh KA, Saunders AV, Reid MA, Ramsay MR. Vitamin B12 and vegetarian diets, *Pubmed* [en ligne], 19 août 2013, [consulté le 23 août 2023]. Adresse : https://pubmed.ncbi.nlm.nih.gov/25369926/

Quercétine

. Nair MP, Mahajan S, Reynolds JL, Aalinkeel R, Nair H, Schwartz SA, Kandaswami C. The Flavonoid Quercetin Inhibits Proinflammatory Cytokine (Tumor Necrosis Factor Alpha) Gene Expression in Normal Peripheral Blood Mononuclear Cells via Modulation of the NF-κβ System, *Pubmed Central* [en ligne], mars 2006, [consulté le 23 août 2023]. Adresse : https://www.ncbi.nlm.nih.gov/pmc/articles/PMC1391952/

Resvératrol

. Garrigue P, Mounien L, Champion S, Mouhajir Y, Pechere L, Guillet B, Landrier JF, Seree E. Long-term administration of resveratrol at low doses improves neurocognitive performance as well as cerebral blood flow and modulates the inflammatory pathways in the brain, *Pubmed* [en ligne], novembre 2021, [consulté le 23 août 2023].
Adresse : https://pubmed.ncbi.nlm.nih.gov/34082127/

Curcuma et cannelle

. Panahi Y, Khalili N, Sahebi E, Namazi S, Simental-Mendía LE, Majeed M, Sahebkar A. Effects of Curcuminoids Plus Piperine on Glycemic, Hepatic and Inflammatory Biomarkers in Patients with Type 2 Diabetes Mellitus: A Randomized Double-Blind Placebo-Controlled Trial, *Pubmed* [en ligne], juillet 2018, [consulté le 23 août 2023]. Adresse : https://pubmed.ncbi.nlm.nih.gov/29458218/

. Mozaffari-Khosravi H, Talaei B, Jalali BA, Najarzadeh A, Mozayan MR. The effect of ginger powder supplementation on insulin resistance and glycemic indices in patients with type 2 diabetes: a randomized, double-blind, placebo-controlled trial, *Pubmed* [en ligne], 22 février 2014, [consulté le 23 août 2023]. Adresse : https://pubmed.ncbi.nlm.nih.gov/24559810/

. Azimi P, Ghiasvand R, Feizi A, Hariri M, Abbasi B. Effects of Cinnamon, Cardamom, Saffron, and Ginger Consumption on Markers of Glycemic Control, Lipid Profile, Oxidative Stress, and Inflammation in Type 2 Diabetes Patients, *Pubmed* [en ligne], 2014, [consulté le 23 août 2023].
Adresse : https://pubmed.ncbi.nlm.nih.gov/26177486/

Huile d'olive

. De Bock M, Derraik JG, Brennan CM, Biggs JB, Morgan PE, Hodgkinson SC, Hofman PL, Cutfield WS. Olive (Olea europaea L.) leaf polyphenols improve insulin sensitivity in middle-aged overweight men: a randomized, placebo-controlled, crossover trial, *Pubmed* [en ligne], 13 mars 2013, [consulté le 23 août 2023]. Adresse : https://pubmed.ncbi.nlm.nih.gov/23516412/

Baies

. Törrönen R, Kolehmainen M, Sarkkinen E, Poutanen K, Mykkänen H, Niskanen L. Berries reduce postprandial insulin responses to wheat and rye breads in healthy women, *Pubmed* [en ligne], 30 janvier 2013, [consulté le 23 août 2023]. Adresse : https://pubmed.ncbi.nlm.nih.gov/23365108/

Nigelle

. Hamdan A, Haji Idrus R, Mokhtar MH. Effects of *Nigella Sativa* on Type-2 Diabetes Mellitus: A Systematic Review, *Pubmed* [en ligne], 5 décembre 2019, [consulté le 23 août 2023]. Adresse : https://pubmed.ncbi.nlm.nih.gov/31817324/

Spiruline

. Marcel AK, Ekali LG, Eugene S, Arnold OE, Sandrine ED, von der Weid D, Gbaguidi E, Ngogang J, Mbanya JC. The effect of Spirulina platensis versus soybean on insulin resistance in HIV-infected patients: a randomized pilot study, *Pubmed* [en ligne], juillet 2011, [consulté le 23 août 2023].
Adresse : https://pubmed.ncbi.nlm.nih.gov/22254118/

Berbérine

. Yin J, Xing H, Ye J. Efficacy of berberine in patients with type 2 diabetes mellitus, *Pubmed* [en ligne], mai 2008, [consulté le 23 août 2023].
Adresse : https://pubmed.ncbi.nlm.nih.gov/18442638/

Fructose

. Jang C, Hui S, Lu W, Cowan AJ, Morscher RJ, Lee G, Liu W, Tesz GJ, Birnbaum MJ, Rabinowitz JD. The Small Intestine Converts Dietary Fructose into Glucose and Organic Acids, *Pubmed* [en ligne], 6 février 2018, [consulté le 23 août 2023].
Adresse : https://pubmed.ncbi.nlm.nih.gov/29414685/

. Rippe JM, Angelopoulos TJ. Sucrose, high-fructose corn syrup, and fructose, their metabolism and potential health effects: what do we really know? *Pubmed* [en ligne], 1er mars 2013, [consulté le 23 août 2023].
Adresse : https://pubmed.ncbi.nlm.nih.gov/23493540/

. Bray GA. Energy and fructose from beverages sweetened with sugar or high-fructose corn syrup pose a health risk for some people, *Pubmed* [en ligne], 1er mars 2013, [consulté le 23 août 2023].
Adresse : https://pubmed.ncbi.nlm.nih.gov/23493538/

. Lustig RH. Fructose: metabolic, hedonic, and societal parallels with ethanol, *Pubmed* [en ligne], septembre 2010, [consulté le 23 août 2023].
Adresse : https://pubmed.ncbi.nlm.nih.gov/20800122/

. Petito G, Giacco A, Cioffi F, Mazzoli A, Magnacca N, Iossa S, Goglia F, Senese R, Lanni A. Short-term fructose feeding alters tissue metabolic pathways by modulating microRNAs expression both in young and adult rats, *Pubmed* [en ligne], 16 février 2023, [consulté le 23 août 2023].
Adresse : https://pubmed.ncbi.nlm.nih.gov/36875756/

. Yu S, Li C, Ji G, Zhang L. The Contribution of Dietary Fructose to Non-alcoholic Fatty Liver Disease, *Pubmed* [en ligne], 18 novembre 2021, [consulté le 23 août 2023]. Adresse : https://pubmed.ncbi.nlm.nih.gov/34867414/

. Wang X, Xu Z, Chang R, Zeng C, Zhao Y. High-Fructose Diet Induces Cardiac Dysfunction via Macrophage Recruitment in Adult Mice, *Pubmed* [en ligne], janvier-décembre 2023, [consulté le 23 août 2023].
Adresse : https://pubmed.ncbi.nlm.nih.gov/36995038/

. Hernández-Díazcouder A, González-Ramírez J, Sanchez F, Leija-Martínez JJ, Martínez-Coronilla G, Amezcua-Guerra LM, Sánchez-Muñoz F. Negative Effects of Chronic High Intake of Fructose on Lung Diseases, *Pubmed* [en ligne], 1er octobre 2022, [consulté le 23 août 2023].
Adresse : https://pubmed.ncbi.nlm.nih.gov/36235741/

. Sindhunata DP, Meijnikman AS, Gerdes VEA, Nieuwdorp M. Dietary fructose as a metabolic risk factor, *Pubmed* [en ligne], 25 juillet 2022, [consulté le 23 août 2023].
Adresse : https://pubmed.ncbi.nlm.nih.gov/35876289/

Vinaigre

. Ostman E, Granfeldt Y, Persson L, Björck I. Vinegar supplementation lowers glucose and insulin responses and increases satiety after a bread meal in healthy subjects, *Pubmed* [en ligne], septembre 2005, [consulté le 23 août 2023]. Adresse : https://pubmed.ncbi.nlm.nih.gov/16015276/

. Leeman M, Ostman E, Björck I. Vinegar dressing and cold storage of potatoes lowers postprandial glycaemic and insulinaemic responses in healthy subjects, *Pubmed* [en ligne], novembre 2005, [consulté le 23 août 2023]. Adresse : https://pubmed.ncbi.nlm.nih.gov/16034360/

. Shishehbor F, Mansoori A, Shirani F. Vinegar consumption can attenuate postprandial glucose and insulin responses; a systematic review and meta-analysis of clinical trials, *Pubmed* [en ligne], 2 mars 2017, [consulté le 23 août 2023]. Adresse : https://pubmed.ncbi.nlm.nih.gov/28292654/

. Lim J, Henry CJ, Haldar S. Vinegar as a functional ingredient to improve postprandial glycemic control-human intervention findings and molecular mechanisms, *Pubmed* [en ligne], 27 juin 2016, [consulté le 23 août 2023]. Adresse : https://pubmed.ncbi.nlm.nih.gov/27213723/

Allergies / DAO

. Maintz L, Novak N. Histamine and histamine intolerance, *Pubmed* [en ligne], mai 2007, [consulté le 23 août 2023]. Adresse : https://pubmed.ncbi.nlm.nih.gov/17490952/

. Zhao Y, Zhang X, Jin H, Chen L, Ji J, Zhang Z. Histamine Intolerance-A Kind of Pseudoallergic Reaction, *Pubmed* [en ligne], 15 mars 2022, [consulté le 23 août 2023]. Adresse : https://pubmed.ncbi.nlm.nih.gov/35327646/

. Izquierdo-Casas J, Comas-Basté O, Latorre-Moratalla ML, Lorente-Gascon M, Duelo A, Vidal-Carou C, Soler-Singla L. Low serum diamine oxidase (DAO) activity levels in patients with migraine, *Springer* [en ligne], 17 juin 2017, [consulté le 23 août 2023]. Adresse : https://doi.org/10.1007/s13105-017-0571-3

. Maintz L, Benfadal S, Allam JP, Hagemann T, Fimmers R, Novak N. Evidence for a reduced histamine degradation capacity in a subgroup of patients with atopic eczema, *The Journal of Allergy and Clinical Immunology* [en ligne], 8 février 2006, [consulté le 23 août 2023]. Adresse : https://doi.org/10.1016/j.jaci.2005.11.041

. Okutan G, Ruiz Casares E, Perucho Alcalde T, Sanchez Nino GM, Penades BF, Terren Lora A, Torrente Estringana L, Lopez Olivia S, San Maura Martin I. Prevalence of Genetic Diamine Oxidase (DAO) Deficiency in Female Patients with Fibromyalgia in Spain, *MDPI* [en ligne], 22 février 2023, [consulté le 23 août 2023]. Adresse : https://doi.org/10.3390/biomedicines11030660

. *Preprints* [en ligne]. 31 mai 2023, [consulté le 23 août 2023]. Is Histamine, and Not Acetyl-choline, the Missing Link between ADHD and Allergy? The Speer Allergic Tension Fatigue Syndrome Re-visited.
Adresse : https://doi.org/10.20944/preprints202305.2186.v1

. Schnedl WJ, Lackner S, Enko D, Schenk M, Holasek SJ, Mangge H. Evaluation of symptoms and symptom combinations in histamine intolerance, *Intestinal Research* [en ligne], 7 mars 2019, [consulté le 23 août 2023].
Adresse : https://doi.org/10.5217/ir.2018.00152

Jeûne intermittent

. Wegman MP, Guo MH, Bennion DM, Shankar MN, Chrzanowski SM, Goldberg LA, Xu J, Williams TA, Lu X, Hsu SI, Anton SD, Leeuwenburgh C, Brantly ML. Practicality of intermittent fasting in humans and its effect on oxidative stress and genes related to aging and metabolism, *Pubmed* [en ligne], 18 avril 2015, [consulté le 23 août 2023].
Adresse : https://pubmed.ncbi.nlm.nih.gov/25546413/

. Longo VD, Mattson MP. Fasting: molecular mechanisms and clinical applications, *Pubmed* [en ligne], 16 janvier 2014, [consulté le 23 août 2023].
Adresse : https://pubmed.ncbi.nlm.nih.gov/24440038/

. Ooi TC, Meramat A, Rajab NF, Shahar S, Ismail IS, Azam AA, Sharif R. Intermittent Fasting Enhanced the Cognitive Function in Older Adults with Mild Cognitive Impairment by Inducing Biochemical and Metabolic changes: A 3-Year Progressive Study, *Pubmed* [en ligne], 30 août 2020, [consulté le 23 août 2023].
Adresse : https://pubmed.ncbi.nlm.nih.gov/32872655/

. Wilhelmi de Toledo F, Grundler F, Goutzourelas N, Tekos F, Vassi E, Mesnage R, Kouretas D. Influence of Long-Term Fasting on Blood Redox Status in Humans, *Pubmed* [en ligne], 6 juin 2020, [consulté le 23 août 2023].
Adresse : https://pubmed.ncbi.nlm.nih.gov/32517172/

Sommeil

. Gaine ME, Chatterjee S, Abel T. Sleep Deprivation and the Epigenome, *Pubmed* [en ligne], 27 février 2018, [consulté le 23 août 2023].
Adresse : https://pubmed.ncbi.nlm.nih.gov/29535611/

. Palagini, L., Biber, K., Riemann, D. The genetics of insomnia--evidence for epigenetic mechanisms? *Pubmed* [en ligne], juin 2014, [consulté le 23 août 2023].
Adresse : http://www.ncbi.nlm.nih.gov/pubmed/23932332

. Kim J, Bhattacharjee R, Khalyfa A, Kheirandish-Gozal L, Sans Capdevila O, Wang Y, Gozal D. DNA Methylation in Inflammatory Genes among Children with Obstructive Sleep Apnea, *Pubmed Central* [en ligne], février 2012, [consulté le 23 août 2023].
Adresse : http://www.ncbi.nlm.nih.gov/pmc/articles/PMC3297110/

. Qureshi I, Mehlerm M. Epigenetics of Sleep and Chronobiology, *Pubmed* [en ligne], mars 2014, [consulté le 23 août 2023].
Adresse : http://www.ncbi.nlm.nih.gov/pubmed/24477387

Activité physique

. Chilton WL, Marques FZ, West J, Kannourakis G, Berzins SP, O'Brien BJ, Charchar FJ. Acute exercise leads to regulation of telomere-associated genes and microRNA expression in immune cells, *Pubmed* [en ligne], 21 avril 2014, [consulté le 24 août 2023]. Adresse : https://pubmed.ncbi.nlm.nih.gov/24752326/

. Liang J, Wang H, Zeng Y, Qu Y, Liu Q, Zhao F, Duan J, Jiang Y, Li S, Ying J, Li J, Mu D. Physical exercise promotes brain remodeling by regulating epigenetics, neuroplasticity and neurotrophins, *Pubmed* [en ligne], 26 août 2021, [consulté le 24 août 2023]. Adresse : https://pubmed.ncbi.nlm.nih.gov/33583156/

. Lindholm ME, Marabita F, Gomez-Cabrero D, Rundqvist H, Ekström TJ, Tegnér J, Sundberg CJ. An integrative analysis reveals coordinated reprogramming of the epigenome and the transcriptome in human skeletal muscle after training, *Pubmed* [en ligne], 9 décembre 2014, [consulté le 24 août 2023].
Adresse : https://pubmed.ncbi.nlm.nih.gov/25484259/

. Widmann M, Nieß AM, Munz B. Physical Exercise and Epigenetic Modifications in Skeletal Muscle, *Pubmed* [en ligne], avril 2019, [consulté le 24 août 2023]. Adresse : https://pubmed.ncbi.nlm.nih.gov/30778851/

. *Santé publique France* [en ligne]. 6 septembre 2019, [consulté le 24 août 2023]. Étude de santé sur l'environnement, la biosurveillance, l'activité physique et la nutrition (Esteban), 2014-2016. Volet Nutrition. Chapitre Corpulence.
Adresse : https://www.santepubliquefrance.fr/determinants-de-sante/nutrition-et-activite-physique/documents/rapport-synthese/etude-de-sante-sur-l-environnement-la-biosurveillance-l-activite-physique-et-la-nutrition-esteban-2014-2016.-volet-nutrition.-chapitre-corpulence

Gestion du stress

. *Carnegie Mellon University* [en ligne]. 17 décembre 2014, [consulté le 24 août 2023]. Hugs Help Protect Against Stress and Infection, Say Carnegie Mellon Researchers. Adresse : https://www.cmu.edu/news/stories/archives/2014/december/december17_hugsprotect.html

. Dignity Health [en ligne]. 5 avril 2018, [consulté le 24 août 2023]. 4 Facts About Hugs : Why You Should Embrace the Embrace.
Adresse : https://www.dignityhealth.org/articles/4-facts-about-hugs-why-you-should-embrace-the-embrace

. Alspach G. Hugs and healthy hearts, *Pubmed* [en ligne], juin 2004, [consulté le 24 août 2023]. Adresse : https://pubmed.ncbi.nlm.nih.gov/15206288/

. Light KC, Grewen KM, Amico JA. More frequent partner hugs and higher oxytocin levels are linked to lower blood pressure and heart rate in premenopausal women, *Pubmed* [en ligne], avril 2005, [consulté le 24 août 2023].
Adresse : https://pubmed.ncbi.nlm.nih.gov/15740822/

. *Penn Medicine* [en ligne], 8 janvier 2018, [consulté le 24 août 2023]. Can You Kiss and Hug Your Way to Better Health? Research Says Yes.
Adresse : https://www.pennmedicine.org/updates/blogs/health-and-wellness/2018/february/affection

. Harvard Health Publishing [en ligne], 9 mars 2014, [consulté le 24 août 2023]. In brief: Hugs heartfelt in more ways than one. Adresse : https://www.health.harvard.edu/newsletter_article/In_brief_Hugs_heartfelt_in_more_ways_than_one

Méditation de pleine conscience

. Hilton L, Hempel S, Ewing BA, Apaydin E, Xenakis L, Newberry S, Colaiaco B, Maher AR, Shanman RM, Sorbero ME, Maglione MA. Mindfulness Meditation for Chronic Pain: Systematic Review and Meta-analysis, *Pubmed* [en ligne], avril 2017, [consulté le 24 août 2023]. Adresse : https://pubmed.ncbi.nlm.nih.gov/27658913/

. Rusch HL, Rosario M, Levison LM, Olivera A, Livingston WS, Wu T, Gill JM. The effect of mindfulness meditation on sleep quality: a systematic review and meta-analysis of randomized controlled trials, *Pubmed* [en ligne], juin 2019, [consulté le 24 août 2023]. Adresse : https://pubmed.ncbi.nlm.nih.gov/30575050/

Aromathérapie

. Montibeler J, Domingos TDS, Braga EM, Gnatta JR, Kurebayashi LFS, Kurebayashi AK. Effectiveness of aromatherapy massage on the stress of the surgical center nursing team: a pilot study, *Pubmed* [en ligne], 23 août 2018, [consulté le 24 août 2023]. Adresse : https://pubmed.ncbi.nlm.nih.gov/30156654/

. Freeman M, Ayers C, Peterson C, Kansagara D. Aromatherapy and Essential Oils: A Map of the Evidence, *Pubmed* [en ligne], septembre 2019, [consulté le 24 août 2023]. Adresse : https://pubmed.ncbi.nlm.nih.gov/31851445/

. Deng C, Xie Y, Liu Y, Li Y, Xiao Y. Aromatherapy Plus Music Therapy Improve Pain Intensity and Anxiety Scores in Patients With Breast Cancer During Perioperative Periods: A Randomized Controlled Trial, *Pubmed* [en ligne], février 2022, [consulté le 24 août 2023]. Adresse : https://pubmed.ncbi.nlm.nih.gov/34134947/

Environnement

. Cincinelli A, Martellini T. Indoor Air Quality and Health, *Pubmed* [en ligne], 25 octobre 2017, [consulté le 24 août 2023].
Adresse : https://pubmed.ncbi.nlm.nih.gov/29068361/

. Vanker A, Gie RP, Zar HJ. S Afr Med J. Early-life exposures to environmental tobacco smoke and indoor air pollution in the Drakenstein Child Health Study: Impact on child health, *Pubmed* [en ligne], 1er février 2018, [consulté le 24 août 2023]. Adresse : https://pubmed.ncbi.nlm.nih.gov/29429431/

Bains de forêt

. Hansen MM, Jones R, Tocchini K. Shinrin-Yoku (Forest Bathing) and Nature Therapy: A State-of-the-Art Review, *Pubmed* [en ligne], 28 juillet 2017, [consulté le 24 août 2023]. Adresse : https://pubmed.ncbi.nlm.nih.gov/28788101/

. Antonelli M, Barbieri G, Donelli D. Effects of forest bathing (shinrin-yoku) on levels of cortisol as a stress biomarker: a systematic review and meta-analysis, *Pubmed* [en ligne], août 2019, [consulté le 24 août 2023].
Adresse : https://pubmed.ncbi.nlm.nih.gov/31001682/

. Yau KK, Loke AY. Effects of forest bathing on pre-hypertensive and hypertensive adults: a review of the literature, *Pubmed* [en ligne], 22 juin 2020, [consulté le 24 août 2023]. Adresse : https://pubmed.ncbi.nlm.nih.gov/32571202/

. Chae Y, Lee S, Jo Y, Kang S, Park S, Kang H. The Effects of Forest Therapy on Immune Function, *Pubmed* [en ligne], 10 août 2021, [consulté le 24 août 2023]. Adresse : https://pubmed.ncbi.nlm.nih.gov/34444188/

Xénobiotiques

. Sandoval-Insausti H, Chiu YH, Wang YX, Hart JE, Bhupathiraju SN, Mínguez-Alarcón L, Ding M, Willett WC, Laden F, Chavarro JE. Intake of fruits and vegetables according to pesticide residue status in relation to all-cause and disease-specific mortality: Results from three prospective cohort studies, *Pubmed* [en ligne], 15 janvier 2022, [consulté le 24 août 2023].
Adresse : https://pubmed.ncbi.nlm.nih.gov/34894487/

. Faroon O, Roney N, Taylor J, Ashizawa A, Lumpkin MH, Plewak DJ. Acrolein health effects, *Pubmed* [en ligne], 24 août 2008, [consulté le 24 août 2023]. Adresse : https://pubmed.ncbi.nlm.nih.gov/19028774/

. Richard S, Moslemi S, Sipahutar H, Benachour N, Seralini GE. Differential effects of glyphosate and roundup on human placental cells and aromatase, *Pubmed* [en ligne], juin 2005, [consulté le 24 août 2023].
Adresse : https://pubmed.ncbi.nlm.nih.gov/15929894/

. Cassault-Meyer E, Gress S, Séralini GÉ, Galeraud-Denis I. An acute exposure to glyphosate-based herbicide alters aromatase levels in testis and sperm nuclear quality, *Pubmed* [en ligne], juillet 2014, [consulté le 24 août 2023]. Adresse : https://pubmed.ncbi.nlm.nih.gov/24930125/

. Defarge N, Takács E, Lozano VL, Mesnage R, Spiroux de Vendômois J, Séralini GE, Székács A. Co-Formulants in Glyphosate-Based Herbicides Disrupt Aromatase Activity in Human Cells below Toxic Levels, *Pubmed* [en ligne], 26 février 2016, [consulté le 24 août 2023]. Adresse : https://pubmed.ncbi.nlm.nih.gov/26927151/

. Berrandou T, Mulot C, Cordina-Duverger E, Arveux P, Laurent-Puig P, Truong T, Guénel P. Association of breast cancer risk with polymorphisms in genes involved in the metabolism of xenobiotics and interaction with tobacco smoking: A gene-set analysis, *Pubmed* [en ligne], 15 avril 2019, [consulté le 24 août 2023]. Adresse : https://pubmed.ncbi.nlm.nih.gov/30303517/

. Hecht SS. Tobacco smoke carcinogens and lung cancer, *Pubmed* [en ligne], 21 juillet 1999, [consulté le 24 août 2023].
Adresse : https://pubmed.ncbi.nlm.nih.gov/10413421/

. Marom-Haham L, Shulman A. Cigarette smoking and hormones, *Pubmed* [en ligne], août 2016, [consulté le 24 août 2023].
Adresse : https://pubmed.ncbi.nlm.nih.gov/27285958/

. Reynolds P. Smoking and breast cancer, *Pubmed* [en ligne], mars 2013, [consulté le 24 août 2023]. Adresse : https://pubmed.ncbi.nlm.nih.gov/23179580/

. Borchers AT, Chang C, Eric Gershwin M. Mold and Human Health: a Reality Check, *Pubmed* [en ligne], juin 2017, [consulté le 24 août 2023].
Adresse : https://pubmed.ncbi.nlm.nih.gov/28299723/

. Santilli J. Health effects of mold exposure in public schools, *Pubmed* [en ligne], novembre 2002, [consulté le 24 août 2023].
Adresse : https://pubmed.ncbi.nlm.nih.gov/12359116/

. Fisk WJ, Lei-Gomez Q, Mendell MJ. Meta-analyses of the associations of respiratory health effects with dampness and mold in homes, *Pubmed* [en ligne], août 2007, [consulté le 24 août 2023].
Adresse : https://pubmed.ncbi.nlm.nih.gov/17661925/

. Rodríguez-Rodríguez E, Navia-Lombán B, López-Sobaler AM, Ortega RM. Associations between abdominal fat and body mass index on vitamin D status in a group of Spanish schoolchildren, *Pubmed* [en ligne], mai 2010, [consulté le 24 août 2023]. Adresse : https://pubmed.ncbi.nlm.nih.gov/20216565/

. Zhang HX, Zhai L, Gao Z, Yuan J. Relationship Between Serum Vitamin D and Perirenal Fat Thickness in Patients with Metabolic Syndrome in Community, *Pubmed* [en ligne], 23 juillet 2022, [consulté le 24 août 2023].
Adresse : https://pubmed.ncbi.nlm.nih.gov/35911500/

. Liu B, Fan D, Yin F. The Relationship between Vitamin D Status and Visceral Fat Accumulation in Males with Type 2 Diabetes, *Pubmed* [en ligne], 2020, [consulté le 24 août 2023]. Adresse : https://pubmed.ncbi.nlm.nih.gov/33132341/

. Gangloff A, Bergeron J, Lemieux I, Després JP. Changes in circulating vitamin D levels with loss of adipose tissue, *Pubmed* [en ligne], novembre 2016, [consulté le 24 août 2023]. Adresse : https://pubmed.ncbi.nlm.nih.gov/27537278/

. Cordeiro A, Pereira SE, Saboya CJ, Ramalho A. Vitamin D Supplementation and Its Relationship with Loss of Visceral Adiposity, *Pubmed* [en ligne], octobre 2022, [consulté le 24 août 2023]. Adresse : https://pubmed.ncbi.nlm.nih.gov/35953634/

. Sonavane M, Gassman NR. Bisphenol A co-exposure effects: a key factor in understanding BPA's complex mechanism and health outcomes, *Pubmed* [en ligne], mai 2019, [consulté le 24 août 2023].
Adresse : https://pubmed.ncbi.nlm.nih.gov/31256736/

. Singh S, Li SS. Epigenetic effects of environmental chemicals bisphenol A and phthalates, *Pubmed* [en ligne], 2012, [consulté le 24 août 2023]. Adresse : https://pubmed.ncbi.nlm.nih.gov/22949852/

. Kawa IA, Akbar Masood, Fatima Q, Mir SA, Jeelani H, Manzoor S, Rashid F. Endocrine disrupting chemical Bisphenol A and its potential effects on female health, *Pubmed* [en ligne], mai-juin 2021, [consulté le 24 août 2023]. Adresse : https://pubmed.ncbi.nlm.nih.gov/33839640/

. Braun JM. Early-life exposure to EDCs: role in childhood obesity and neurodevelopment, *Pubmed* [en ligne], mars 2017, [consulté le 24 août 2023]. Adresse : https://pubmed.ncbi.nlm.nih.gov/27857130/

. Zhang Y, Dong T, Hu W, Wang X, Xu B, Lin Z, Hofer T, Stefanoff P, Chen Y, Wang X, Xia Y. Association between exposure to a mixture of phenols, pesticides, and phthalates and obesity: Comparison of three statistical models, *Pubmed* [en ligne], février 2019, [consulté le 24 août 2023].
Adresse : https://pubmed.ncbi.nlm.nih.gov/30557812/

. Pivonello C, Muscogiuri G, Nardone A, Garifalos F, Provvisiero DP, Verde N, de Angelis C, Conforti A, Piscopo M, Auriemma RS, Colao A, Pivonello R. Bisphenol A: an emerging threat to female fertility, *Pubmed* [en ligne], 14 mars 2021, [consulté le 24 août 2023]. Adresse : https://pubmed.ncbi.nlm.nih.gov/32171313/

© *Amazon Kindle Direct Publishing*, 2023
Première édition

Maquette et mise en page : Jil Balandras
Couverture : photographie de © Nathalie Barde

Contact des auteurs : notabene135@gmail.com

Made in the USA
Columbia, SC
30 October 2023